葛藤する能力

―「言い訳、

ルス」を超えて―

富澤　治

M.C.MUSE
ARCHIVE

葛藤する能力 ―「言い訳のメンタルヘルス」を超えて―

目次

はじめに

はじめに

「働く」とは、何か

―「あなたは何故働くの？」
唐突にこの質問を誰かにぶつけると、たいていの人はとっさにこう答える。
「だって働かなきゃ、生きて（食べて）いけないじゃない」
そうかもしれない。
ではこの質問はどうだろう。
―「お金が山ほどあって、いつまでも生きて（食べて）いけるなら、働かないの？」

宝くじで7億円当たったら「とりあえず会社を辞める」という人は少なからずいるかもしれない。宝くじに当たって高額のお金をいっぺんに手にすると、その後身を持ち崩す人も多いと聞く。

働く――「労働」する――とは、自分が生きていくために必要なお金を得るためにするものなのだろうか？　もちろんそれも「労働」の重要な目的の一部だろう。

しかし、お金が十分にあれば人は働かないことが当然なのだろうか？

労働の誕生

辞書的な定義では労働とは「人間が自然に対して働きかけ、自然を加工し、生産的な変化を作り出すこと」をいう。このような意味で人類が真の「労働」を開始したのは「狩猟採集生活」から「農耕生活」に移行した時である。

人間は力では大きな哺乳動物―熊とかライオンとか―にはかなわない。植物も飢えをしのげるほど常に採れるわけではない。今のような形で人間が地球上に存在するようになった頃、人間は命がけで狩猟をして食べるものを獲っていた。

「頭脳」を駆使して道具を発達させる以前には人間が狩猟によって命を落とすこともまれではなかったという。命がけで捕った獲物はみんなで分けて食べる。獲物がいなくなればみんなで探しに行く。それは今の感覚で言う「労働」とは全く別のものだ。

自然環境を乗り越えて人間が生命を維持し、子孫を残し、地球の「覇者」となることが出来たのは、自然の動植物を「食用のために」飼い慣らし、操作することが出来たからであり、それを可能にしたのは、人間だけが持つことができたずば抜けた「知性」である。

農業とは人間にとって都合のいい食用の動植物を育てる（生産する）ことだ。狩猟採集のために財産を持たず、定住もせず、食べ物を求めて移動を続けていた生活は、農業によって初めて土地に定住するものに変わった。その結果人間は農業に大きな影響を与える自然（特に天候の変化）を畏れるようになり、祭祀、占い、宗教、文化、民俗が生まれた。

人口爆発

２０１８年、世界人口は７５億人を超えた。では約１００年前、世界の人口はいくらだったのだろう。

１９００年、世界人口は１６億人であった（１９５０年は２５億人）。１８００年は１０億人である。つまり世界の人口は２０世紀（それも特に後半）になってから爆発的に増加しているのである。

この「人口爆発」は医学の進歩と共に、産業革命による「輸送力の増大」を背景とした「労働」形態の本質的な変容―「細分化、専門化による分業に支えられた大量生産、大量消費」―によって可能となったものである。

医療の進歩、特に抗生物質の発見による細菌感染症のコントロールは人間の健康状態の改善に大きく寄与した。それが人口爆発のひとつの要因である。

しかしもうひとつの要因である労働の本質的な変化は、人類に大きな利益―爆発的に増大する労働力を吸収するという―を与えたが、同時に大きな負担、軋轢をも加えることになった。

農業などの第一次産業は基本的に「決まった土地」への帰属を促す。その土地の中で一次産業から二次産業、三次産業と仕事の細分化、専門化が進んでも、「市場」はある限定的な「地域」の中で生まれる。地域の中である人は米を作り、ある人は小麦、ある人はそれを調理する、調理品を運ぶ、紙を作る、小売りする、他の仕事をする人の髪を切る、などなど。

古典的な自由主義（資本主義）経済では市場は需要と供給のバランスによって成立するから、ある一定の限度の中で需給バランスの調和がとれ、均衡する。それは同時に専門化、細分化の限界をも生み出す（同じ町内に２０店も理容店があれば競争と淘汰が起きる）。市場は地域に依存する。

そのような均衡を本質的に変質（拡大）させたものが産業革命（あるいは科学文化の発展でもいい）である。ある地域で大量の作物を作る、大量の原料を採取する、それを一度に大量に全く別の地域へ運ぶ、別の地域では原料の採取などは一切しない。工場で加工をする専門の地域が生まれる。大量生産、大量輸送、大量消費により労働力の需要は爆発的に増大し、人口も爆発的に増える。あるいは爆発的に増えた人口を吸収できるだけの労働の需要が生まれる。

爆発した人口を吸収したもの

実際19世紀から20世紀にかけて爆発的に増加した人口を世界が受け止めきれないのではないか、という危惧は現実に存在した（21世紀の今、その危惧はさらに差し迫ったものであるかもしれないが、それは本書の目的に外れるのでここでは触れない）。

しかし振り返ってみて、それを現時点でとりあえず解決しているものは「イデオロギーの変革による社会体制の変化」ではなく、「技術の革新による労働の細分化、専門化」であり、その結果得られた「生産性の向上」のように思える。

現代の日本を含めた多くの社会主義体制でない国家が、古典的な意味での「資本主義社会」と言えるかどうかはきわめて疑わしいが、それでも「市場」はあり、自由な競争もある（無原則な競争を許容していないにしても）。

「社会主義政策」といわれる社会保障システムなども、純然たる自由競争では存在しない概念である。しかしそれでも「企業」や「個人事業主」や「労働者」は様々な分野で独自の「価値」を提供し、競争原理の中で評価を受けている。

例えば「この米は特別に甘く、食感もいい」「このデジタルカメラは他のどれよりも直感的に操作でき、画質も最高である」「うちの病院の方がこの手術の成功率は他の病院よりも20％も高い」などである。

「専門化」の本質

より高い「価値」、以前よりも進んだ技術、より安全な方法、それらの進歩は原理的に「競争」の中で生まれる。競争自体は悪ではないし、またそれは必ずしも「勝者」と「敗者」を生むとは限らない。

より良い進化は基本的に細分化、専門化によってもたらされる。ほとんどの分野ではそうである。

例えば「最高のナイフを売る」有名なナイフ職人がいたとする。その原材料となる鋼材やセラミックを自分で採集あるいは作り、ナイフを鍛造し、自分の店に持って行き、自分で販売する、となったらその職人の負担は甚大である。

原材料を専門に扱う業者から提供されたものを選別し、自分はナイフの鍛造に集中して、流通や販売も専門（それが自社の専門かアウトソーシングかは別にして）の者に任せる。

その方が自分自身の鍛造技術の熟練や進歩を起こしやすい。原材料の専門家、鍛造の専門家、流通の専門家がそれぞれの特別の技能を集約して「最高のナイフ」というひとつの商品に結実する。

「デジタルカメラ」となるとさらに細分化する。レンズの開発、資材の調達、新製品開発の企画、製品品質の保守管理、マーケティング、広告戦略、営業・・・

「労働」に関して、古典的な「資本主義」対「社会主義」、「労働者」対「資本家」といったような対立が成立しにくくなった理由は、「労働」の本質が変化しているという点が大きい。

すなわち古典的な意味でいう労働とは「肉体労働」であり、単純化して言えば1時間で原価5円の石けんを何個作ったか、というような解りやすい肉体労働は、現代ではほとんど存在しないのである。

「現代の」労働はほとんどそのすべてが「頭脳労働」「知的労働」である。「肉体労働」であっても、「頭脳を全く使わない肉体労働」というものはほとんどない。

もし本当に「全く頭脳を使わない肉体労働」というものがあったとすれば、それは「その人でなくてもいい」、場合によっては「『人間』がやらなくてもいい、ロボットや機械がやればいい」ということになる。

実際全くの肉体労働―特に重労働や危険な肉体労働―はこのような非人間の労働力で置き換えられつつある。食品をロボットで大量に作る食品工場、放射能汚染が懸念される場所への遠隔操作ロボットによる探査などはその典型だろう。

知的労働は専門化を促進する

さらに重要なことは、P・F・ドラッガー[1]が指摘しているが「頭脳労働」「知的労働」といっても、その頭脳とか、知識といったものは「専門的知識」でなければ、あまり価値がないということである。誰でも知っている知識や、誰でも達成できる知的生産力では、肉体労働と同じように「その人間でなくてもいい」、代替が効くということになる。

例えば「ある数字の集まりを合計して、その平均を出す」という知的作業では、計算機が使える人なら誰でもいい、あるいはコンピュータの表計算ソフトが使えれば、計算のみの職員は要らない、ということになる（現実にそうなっている）。

そのことを裏返して言えば、このような効率化によって、ひとりの知的労働者にかかる仕事量、負担は必然的に増える（現代の知的労働は加速度的にこのような傾向を強めざるを得ない）のである。

「仕事の量がどんどん増えていく」という問題はこのような「専門化、細分化した労働がひとりの労働者に集約する」ことによって生じる。

このような知的労働の背景にある「独自の価値を提供する」という指向性がより新しいもの、より高機能のもの（やサービス）をもたらす原動力となり、そのことがさらなる専門化、細分化を促進することになる。他よりも抜きんでる、という意味では競争だが、それは必ずしも根源的な対立を生み出すとは限らない。

先の例で言えば「この米は特別に甘く、食感もいい」「このデジタルカメラは他のどれよりも直感的に操作でき、画質も最高である」「うちの病院の方が手術の成功率が20％も高い」ということの背後には、それぞれ「豊かな食生活を支える」とか「家族の忘れらない思い出を残す」とか「かけがえのない命を守る」とか、その（商品、製品やサービスの）価値を受けとる人の「より良い生活や人生に貢献する」といったいわば労働の究極の目的が存在している。

P・F・ドラッガーは「あらゆる企業の目的は『顧客』を創造し、その数を増やし続けることである」と述べた。そのことは必ずしも「顧客から不当に利益を奪取する」ということにはならない。ドラッガーはまた「企業は顧客に価値を提供し、その結果利益を得る。決してその逆（つまり利益を得るために価値を提供する）ではない」と言っている。

顧客の求めるものは必ずしも「Aさんの作ったお米」「B社のデジタルカメラ」「C病院で手術すること」そのものではない。それらのものは「手段」であって、真の「目的」は、その根底にある「かけがえのない、快適な生活」や「よりよい、価値のある人生」である。

メンタルヘルスの問題はどこから生じるか

この本は社会体制や労働、経済の原理原則などを考察するものではないし、私の専門は精神科の臨床治療である。しかし長々とこのように述べてきたのは、上記のようなことがこの本の目的—現代日本の職場におけるメンタルヘルス—を考える上で最も重要だからである。

すなわち現代におけるメンタルヘルスの問題は、ほとんどすべてがこの「知的労働の形態」に起因している。専門化し、細分化した知的労働は最終的に「米」とか「カメラ」とか「医療(サービス)」といったアウトプットに結実しなくては意味をなさない。そのためには細分化したそれぞれの「成果」を、最終的に統合していく必要がある。

この統合の過程があらゆる「プロジェクト」であり、統合を現実にもたらす手段が「コミュニケーション」である。

つまり現代のメンタルヘルスの問題は知的労働の専門化、細分化による個々の作業の「周りへの見えにくさ」や「モチベーションを維持することが難しい」こと、またそれを統合する過程で不可欠な「コミュニケーションの難しさ」から生じるといっても過言ではない。

どれだけ細分化、専門化しても先に述べたように、ある知的労働が決まりきったものである場合、そこに迷いや創意工夫などはあまり入り込む余地がない。「自分自身では何も考えなくてもいい」というような知的労働の価値は最低のものとなる。

逆にその労働がその人でなくては思いもつかないような独創的なものである場合、その価値は最高になる。現状と同じ判断をするのであれば誰にでもできる。どれが正しい選択であるか誰にも解らないような難しい問題は「葛藤」を引き起こす。

「葛藤」とはお互いに相容れない二つ（以上）の価値観や、判断、選択などが併存していて、どれかを簡単には選べないために苦しい、という状況である。簡単に一つのものを選べば解決するような状況は葛藤とは言えない。

「イタリアに行きたいけどお金がない」という時、「お金が貯まるまでイタリア行きを我慢する」ということが簡単に選べるような状況なら葛藤は低い。「お金はないけど今イタリアに行かないと死にそうな親戚に会えない」となると葛藤は高くなる。

ひとつのタイヤで「どんなに道路の摩擦抵抗が低くなってもスリップしない」性能と、「どんなに走ってもゴムが摩耗しない」性能を同時に実現することは難しい。通常グリップ力の高いタイヤはゴムの柔らかさによって、摩耗しにくい性能はある程度犠牲にして達成していることがほとんどだからだ。しかし、そのような両立が難しい課題ほど達成すれば、より「独創的だ」ということになるだろう。

葛藤はある人間の内側だけにあるのではない。知的成果を統合しようとするコミュニケーションの中にもある。つまり、コミュニケートする他部門同士や同じプロジェクトを進める同僚や、上司、部下の間に葛藤はある。葛藤がなければ、基本的に新たなものは生まれない。

あるプロジェクトに対して組織のメンバー全員が同じ価値観、同じ手法を共有していれば、コミュニケーションの問題は生じないように思われるが、現実にはそういうことはまずないし、もしあったとすれば、それはさらなる独創を生み出すことはない。

現状を否定し、よりよい発想をプロジェクトの中に持ち込もうとすれば、それは「軋轢」を生み出す。しかしそれは「創造の軋轢」「創造の葛藤」である。

すなわち知的労働の細分化、専門化とその統合という「現代知的労働の形態」は、その知的労働が創造的であろうとすればするほど、本質的に葛藤をはらむのである。そしてその葛藤それ自体は当然、精神的負担をもたらす。

細分化、専門化した労働に注意が集中した結果、全体が見えなくなれば、モチベーションが保ちにくくなる。労働の意味が「生活するためのお金を稼ぐもの」でしかないとすれば、一見やることが決まっていて、葛藤がない方がいいように思えるかもしれない。しかし実際にはそうでないことは働いたことがある人なら誰でも知っている。

自分が行っている労働そのものに意味が感じられず、お金を得る代価としてしか、その労働をしていなければ、その労働自体は、この上なく苦痛で退屈なものになる。

人間はあらゆることに「意味」を見いだそうとする

線路に落ちた人を救い出そうとして、危険を顧みず自分も線路に降りて、落ちた人を助け出そうとする時、その人はおそらく助けることによって謝礼金を貰おうとか、有名になろうとか思ってやっている訳ではない。

子どもが夢中になってテレビゲームをする時、その子どもはゲームをすることによって親に褒めて貰おうとか、おこづかいを貰おうと思ってやっている訳ではない。

その行いそのものに価値があると思ってする時、人は「対価」を求めない。これを「内発的価値」―外から押しつけられた価値観ではなく、自分の内側からわき起こってきた価値観―という。

労働は報酬という対価をもたらすが、だからといって労働の価値は報酬を得ることのみにあるわけではない。大変な労働であっても、その仕事に意味を感じられれば、がんばることは出来る。その意味を感じることが出来るのは、現代の細分化した知的労働の形態からして、他者とのコミュニケーションを通して、その仕事の価値を保つことでしかあり得ない。

「専門化した知的労働」と「個々の労働を統合するコミュニケーション」が鍵概念である

過去数年間、厚生労働省の行う「職場のストレス」の調査で、全年代を通して圧倒的「職場のストレス」第1位は「職場の人間関係」であった。第2位は「仕事の質」、第3位が「仕事の量」だった。

もちろんどんなにやりがいを感じている仕事でも、あまりにも仕事量が多いと疲れてしまうのは自然な反応であるし、ひとりの仕事量が累積して増えていってしまうのは知的労働の構造的問題もあるのだが、より注意して考えなくてはならないのは「職場の人間関係」とは何か、「仕事の質」とは何か、ということである。

人間関係、というとかなりパーソナルな性質のもののように考えられがちであるが、仕事における人間関係の負担といった場合には先のような意味で、あるひとつのプロジェクトを遂行するために行われる「細分化と専門化による分業」と「分業化した個々の生産の再統合」の過程で必然的に求められる「コミュニケーション」がうまく行えているかどうか、ということがすべてである。

そしてそのコミュニケーションの中で現状を否定し、さらによりよいものを生み出そうとする創造的な活動は、必然的に個人同士の軋轢を生み出す。

しかし、ただ単に軋轢や葛藤を回避する方向でコミュニケーションが動くと創造性が損なわれるばかりか、仕事に対するモチベーションも低下する。

本書では職場でのメンタルヘルス上の諸問題を以下のような視点から順次考えていきたいと

思っている。

まず第一章では、「知的労働の本質」を「知的労働に対するモチベーション」と「個々の知的労働を成果として結実するコミュニケーション」という視点から考える。働く人が目の前にある「仕事」に対してモチベーションを保ち続けるためには、その仕事そのものに対する自分自身の「内発的価値感」と、会社組織から要請されている職責に応えようとする価値観、あるいは外部（会社）の提示する外的な報酬―具体的には給料やポスト―などの「外発的価値感」とのある程度の一致（完全に一致することは普通はないから）が必要になる。

創造的な知的労働は、必然的に現状を否定し、乗り越え、今以上に良いものを求めることになる。それは自分自身の中にも、組織として働くチームにも葛藤を引き起こす。

メンバー同士がそのような葛藤を抱える意味を分かち合い、支え合い、共に苦しむことができれば、組織は個人の個々の成果の総和以上の、相乗的な成果を上げる。

軋轢を避けることに終始し、葛藤を回避して、予定調和的に仕事をすれば、表面的には精神的負担は少なくなるが、そのような知的労働はより深いところでメンバーのモチベーションを失わせる。

上司と部下という上下関係（ライン）において、上司が創造的な仕事をするモチベーションを失ったり、必要な葛藤を引き受けることができずに、力によって部下に葛藤を押しつけてしまう場合、それは往々にして「パワーハラスメント」として現れる。

ラインの上位に立つものがこのような葛藤を引き受ける姿勢を失うことはより重大な問題であり、いくら下の者が現状を乗り越え、さらに良い成果を出そうとしても最終的にラインの上位にいる者が変わらなければ革新的な創造はできない。

このような点からみれば「ハラスメント」とはライン上位の者が葛藤を引き受けることをやめてしまい、コミュニケーションを放棄した結果であると言える。

ライン上位の者がコミュニケーションの重要性を理解することはメンバーのモチベーションを保ち続ける上で最も重要なことであることを第一章では考えてみたい。

次に第二章では働く人個人のモチベーションを保ち、仕事やストレスを自分でマネージメントする（セルフケア）の方法（テクニック）と、ラインによるケアを考える。

「ラインケア」というと「人を管理する立場の人がメンタル不調を引き起こす病気について詳しい知識を持ち、メンバーの中にメンタル不調になりそうな者がいないか『できるだけ早く発見する』能力を養わなくてはいけない」という方向で考える人がいるが、はっきり言ってこのような認識は間違いであり、メンバーのメンタルヘルスを増進する上ではむしろ悪影響の方が大きい。

つまり人を管理するマネージャーはメンタルの疾患についての知識はむしろ「持っていない」方が望ましいし、「病気になりそうな者がいないか」という視点でメンバーを評価することはいたずらにメンバーに対して精神的負担を与えることになる。そのことに関しても詳しく（何故そうなのか）考察してみたい。

セルフケアは自分に求められた職務をどのように管理し遂行するか、ということと、この管理をする過程でどのように自分自身をマネージメントするかという問題である。

最後に第三章ではメンタルヘルスの問題が実際の仕事の現場でどのように生じているのか、実際の事例を通して考えてみたい。特に当事者であるメンタル不調となった人とその職場の同僚、マネージャー、産業医と主治医といった関係者の関係性や認識のギャップによって問題がさらに複雑になることが多いので、ここに焦点を当てて問題を考えてみたい。

この本を通じてメンタル不調に苦しむ人達が問題を解決し、また不必要な誤解を受けることなく働けるようになるだけではなく、働くすべての人が働くことの意味を再確認し、かけがえのないそれぞれの人生を意義深いものとしていただける一助になれば幸いである。

参考文献（1）Peter F. Drucker（原著）、上田惇生（翻訳）：プロフェッショナルの条件―いかに成果をあげ、成長するか・ダイヤモンド社・東京・２０００

第一章　外発的価値と内発的価値

第一章　外発的価値と内発的価値

小学校の頃、私は授業が終わると毎日のように友達と校庭に飛び出し、野球かサッカーをしていた。上手い、下手がはっきりしており、それぞれ上手い、下手にあわせてポジションを割り振られ（その評価に「差別だ」と異議を唱える者もおらず）、夢中になって球を追っていた。中には「プロ野球選手になる！」と思っていた友達もいたのかもしれないが、ただ野球やサッカーをやることそのものが楽しくて、友達と一緒にボールを追っていた。

やったからといって誰からも褒められるわけでもない。誰かから「褒美」をもらうためにやっているわけでもない。

ただ野球やサッカーがやりたいからやる。それは自分自身の内側からわき出た「欲求」である。

みんなと遊んで帰ってくると母親が「早く今日の宿題をしなさい」と言う。算数の宿題は問題を解くのが少しは面白いからやってみようかとも思うが、漢字の練習は同じ字を繰り返して書くだけで全く興味が持てない。

しかし親や先生に怒られるから、漢字練習を全くやらないというわけにもいかない。あるいは漢字練習自体には興味が持てないがテストの点数がよければ先生に褒めてもらえるから、あるいは成績がよければ親が「新しいグローブを買ってやる」というから、漢字そのものには興味が持てないけれど、グローブのことを考えて渋々勉強をする・・・

外発的価値と内発的価値

このような経験は誰しもあるのではないだろうか？

野球をやることそのものに意味があり、それ以外の報酬を求めるわけでなく、「やりたいからやる」。その時その少年は野球をやることに対して「内発的価値に基づくモチベーションがある」という。平たく言えば「内側から出てくるやる気」である。「野球をする」ということ以外のものを求めていない。自分自身の内側からわき上がる価値観によって、それを行おうとする。

このようなモチベーションの長所は意欲を高く保てること、興味を失わず、人から求められなくても自分自身でさらに工夫をしたり、努力をしたりして、さらにモチベーションを高めたりできる点にある。一方で短所は長所の逆で、のめり込みすぎて周囲の評価とのギャップが生じてコミュニケーションがうまく取れなくなってしまったり、やりすぎて本人が疲れてしまったり、ということがある。

これに対して「漢字の練習そのものには価値は感じられないが、その結果得られるかもしれないグローブ（報酬、ご褒美）が欲しいのでやる」という場合、「外発的価値によりモチベーションを保っている」という。漢字のテストで良い点を取ると、その報酬として、外側から価値づけられた報酬を得るのである。

子どもならグローブや周囲から褒められる、あるいはお小遣いという「現金」をもらうこともあるだろう。大人は当然給与や、人事上の評価（昇進など）となって示されるだろう。

外発的価値によりモチベーションを保つことの利点は、得られる成果や報酬が比較的客観的であり、組織として仕事をする上で共通の目標を持ちやすいことである。逆に一番の短所はその行為そのもの（仕事）に対する動機付けがない場合、そのような状態を続けるとモチベーションがどんどん失われていくことである。

モチベーションとバーンアウト

前述のように現代における労働がほとんど「知的労働」であるという点に注目すると、精神状態が健常に保たれていなくては知的能力が発揮できないというのは自明の理であろう。そしてそのような知的集中力を保つためには、可能な限りその課題にそのものに対する「知的興味」を持ち続けていなくてはならない。

成人の欲求を満たすのには、ただその時楽しいとか、面白いというだけでは足りない。先の例で言えば「人々の忘れられない思い出を残す」とか、「かけがえのない命を守る」とか、社会的な価値を持ち、かつそのような社会的価値を創出している自分自身に価値を感じることが出来るような仕事内容でなくてはならない。このような事業全体の本質的な価値観は通常組織(会社)の「理念」として、その組織や社会に対して表明されているものである。

会社の理念というものをみてみると「世界の人々のよりよい暮らしに役立つ」「人類の明るい未来のために(事業をする)」「(社会や人類と)共に生きる」というような趣旨のものが業種にかかわらずほとんどである。

その理念を具体的に実現する方法として、先に述べたような「美味しい食品」とか「健康を守る薬」とか「思い出を残すデジタルカメラ」とかを提供する、という話になるのである。

たとえば自分ひとりでこのような価値を実現しようと何か事業を始めることはもちろん可能ではある。業種によっては、自分ひとりでやるということが当然である場合もある。

このような時、その人は「人々の幸せな暮らしに貢献したい」という内発的価値と、その結果経済的に利潤を生み出し、さらにその結果、自分自身の生活と、その事業の継承、さらにはよりよい商品(サービス)を生み出すという外発的価値との両方を創り出している、ということになる。

しかし多くの場合で、組織により食品とか薬とかカメラとかサービスを提供している時、組織が明示している（外発的）価値観と、自分自身の内側にある（内発的）価値観を「ある程度」一致させる必要がある。一致していないとそれはモチベーションを保つことが難しくなる。「難病を救う薬を創り出したい」と思っている人がカメラの会社にいてもほとんど意味がないからである。

現代の知的労働は、専門的知識による「専門的な分業」と「専門的なマネージメントによる個々の成果の統合」によるのであり、そこでは「組織全体が何を目指しているか」「組織は自分に何を求めているか」という外的な価値観と自分自身の内的な価値観の「ある程度の」一致をみなければならない。

組織に属して働く知的「労働者」はまず、一番始めにこの始めの葛藤―「第1葛藤」とさえ呼んでもいい―に向き合わなくてはならない。

松丘啓司[1]はこのような外発的と内発的の両者の価値観を両方重視することの必要性を説いている。どちらか一方の価値観に極端に同一化してしまえば、他方の価値観との間で均衡を失う。両者は互いに相補的な関係にあり、一方のみでは真の「労働」の意味をなさない。

このような価値を感じることで人は自分自身の行っている仕事に意味を見いだし、継続的に仕事が出来るのである。

仕事に意味が感じられなくなり、あるいは外発的価値のみに突き動かされて（我慢して）仕事を継続しようとするとき、モチベーションはどんどん失われていく。そこで「何も考えず、決まったことなんだからやらなくては」と自分を無理に鼓舞すればさらに疲弊していく。

むしろそこで「この仕事には本当にやる意味があるのだろうか」「自分は何のために仕事をするのだろうか」と立ち止まり、問いかけ、悩んだ方が本当のモチベーションを回復する契機になる。

「バーンアウト」というのはある意味このような価値の再検討が許されず、モチベーションが減る一方で内発的価値や外発的価値の再認識が行われず、いつかモチベーションが全くなくなってしまった状態といえる。つまり「燃料（モチベーション）」が再生産されないから、燃え尽きてしまうのである。

このような、危機でもあり、逆にモチベーションの再確認の好機でもある悩みの時、その個人のする仕事を統括し、管理する上司（マネージャー）の能力と対応の仕方は個人のモチベーションを維持し、再生産する上で決定的な役割を果たす。

逆に言えば、プレーヤー個人がいくらがんばろうとしても、専門化した知的労働においては、マネージャーのサポートがなければモチベーションを維持し続けることは難しくなる。

マネージメント

プロスポーツの世界で「名選手が必ずしも名監督（コーチ）になれない」ということはよく言われる（もちろん例外はある）。

マネージメントとは「組織をして成果を上げさせるための方法論（機能、手法）」[2]（P・F・ドラッガー）である。名選手やあらゆる業種の「達人」は、個人的な能力がずば抜けた人である。一方、マネージャー―単に経営者に限らず、あらゆるレベルでマネージメントすることを要求されている人、自分の仕事に「部下」と言えるような立場の人がいる者―の役割は自分自身ではなく「人をしてその能力を出さしめること」である。その役割の違いは決して小さくない。

そうなるとそこで求められる能力は、組織が求める外発的価値を部下やチームのメンバーがどのようにそれを理解し、どのように受け止め、どのように判断しているかを評価することと、そのプレイヤーが持つ内発的価値はどこにあり、そのような価値に最も重きを置いているのか、その内発的価値と、組織の目指す外発的価値をどのように折り合わせるのか、というようなことを、プレーヤーと自分とのコミュニケーションの中で明確にすることである。

人をマネージメントすることは、自分一人が何か価値を生み出すことよりも、より多くの葛藤を引き受けることになる。

自分自身のモチベーションを保ちつつ、個々のメンバーのモチベーションを高め、そのためにメンバーの「創造の葛藤」を引き受け、コミュニケーションを通して葛藤の創造的解決を打ち立て、メンバー同士の葛藤を解決し、商品なりサービスという結果を出さなければならない。

マネージメントにおいて最も重要な武器はコミュニケーションである。人は基本的にはコミュニケーションによってしか、価値観を共有し、葛藤を保持し、乗り越えてさらなる新しい価値を創造することは出来ない。

組織において自分の上位の者から指示が出てきた時、下位の者にその指示を伝え、承服させて、その通りに指示を実行させること、それが組織の中での能力として評価されることはある。

出来るだけ早く「上」の意思を「下」に浸透させ、異論や疑問を下から出させずに上の意思通りに、迅速に実行させる。それが価値の高いこととされるなら、マネージャーは部下に疑問や迷い、場合によってはその仕事そのものに対する「興味」さえ抱かせないことが評価されるだろう。

しかし上から降りてきた「指示」をそのまま疑問を抱かず遂行するのみではなく、そのコマンドやプロジェクトを「より良いもの」に高めていくためには、そのプロジェクトに関わるすべてのものが率直に意見や疑問を出せる関係性を構築する必要がある。

そのために必要なコミュニケーションをどのように確立すればいいのか。それを考えてみよう。

コミュニケーションと「ハラスメント」

通常コミュニケーションは言語的なメッセージとして相手に伝えられる。言語的なメッセージを受け取った相手はその意味を受け止め、またその返事を言語的なメッセージとして返す。メッセージがコンピュータの1，0のような純粋な信号なら「1—0—1」という信号が「0—0—1」のように誤った信号として「誤送信」される可能性はあっても、「1—0—1とはなっているが、本当に伝えたいことは1—1—1なのかもしれない」というような曖昧な意味の「幅」を含む余地はない。

しかし人間同士が行うコミュニケーションではむしろメッセージの字義的、表面的な意味以上に、「そのメッセージによって相手は『本当は何を伝えよう』としているのか」ということの方が重要であることが多い。つまりは字義的なメッセージよりは、その背後にある「文脈—コンテクスト—」を解読することの方が重要である。

もともと日本語は字義的なメッセージ自体が曖昧なことが多いので、文脈にしか意味のないこともしばしばある。

「はい、結構です」というメッセージは、文脈によって同意にもなれば、辞退にもなる。結構です、と言われてそれが同意なのか辞退なのか解らなければ、「それでは今回は見送りにいたしましょうか」などとその意味を明確にするさらなるメッセージを送る必要がある。

コミュニケーションとは基本的にこのようにメッセージを積み重ねて、その背後にあるコンテクストを明らかにしていく営みである。

創造的な葛藤を促進し、コミュニケーションの中で新たな価値を創造しようとすれば、マネージャーはメンバーの本当に言いたいことを引き出す必要がある。そのために必要な姿勢は「インタビューする気持ち」である。

インタビューする時には相手の意見を否定したり、批判したりするような気持ちではなく、相手の意見を理解する気持ちで聞くことが求められる。理解しようとすれば、コンテクストが解らない時には、さらなる質問を重ねて理解を深める必要がある。

「インタビューする気持ち」の反対が「ハラスメント的な姿勢」である。相手の考えを理解するのではなく、自分が正しいと思うことを相手に飲み込ませる。上からの指令を疑問を抱かせずに受け入れさせる。そうであれば相手の意見を理解しない方が容易である。そこには真に創造的なコミュニケーションはない。

何故組織におけるコミュニケーションのあり方がハラスメント的なものに陥ってしまうのか。それはコミュニケーションの持つ必然的な陥穽に起因している。

コミュニケーションの陥穽

先に述べたようにコミュニケーションとはメッセージを受け、その背後にあるコンテクストを解釈し、その解釈をまた相手にメッセージとして相手に返すことによって成立する。受け取った相手はまたそのメッセージを解釈し相手に返す。その繰り返しによって二人の考えのギャップを埋めていく。しかしこうやって解釈を重ね、ギャップを埋めようとすればするほど一方では新たなギャップも生まれる。

メッセージは通常コミュニケーションを取ろうとする者同士が共有する「言語」によって行われる。当然言語には約束事があり、この約束を外れた使用は理解されない。

「魚」という単語を「電池」という意味で使おうとすれば誤解される。それはわかりやすいが、「愛」とか「世界」というような抽象的な用語は意味の「幅」が固有名詞よりは大きくなる。そのために解釈が重要になるのだが、解釈を密に行えばさらに新しい言葉を重ねることになり新たな「ずれ」も生み出す可能性も同時に生じる。

もちろんそれでも「コミュニケーションを疎にすればいい」のではなく、積み重ねていくしかないのだが、積み重ねれば積み重ねるほど、理解も深まるが、同時に解らない部分も増えて行く。

ハラスメント――上下の力関係にある対人関係において上位の者が下位の者に対して行う人格への攻撃――の一番の問題点は、それを行う者も、それを受ける者も、それが「ハラスメントだ」と気がつかない点にある。誰もがはっきりとハラスメントだ、と解る状況はある意味その解決も見えている状態だ。もっと難しいハラスメントの問題はそれがハラスメントだとわからない場合である。

そういう意味ではハラスメントは「虐待」や学校でよくある「いじめ」、もっと言えば子どもの養育に必要とされている「しつけ」にも似ている。そしてそれは偶然似ているのではなく、精神医学的にみて共通する構造を持っている。

ハラスメントをする人間（ハラッサーという）もハラスメントを受ける人間（ハラッシーという）も、それがハラスメントだと気がつかない。何故そんなことが起こるのだろうか。

ハラスメントを防ぐ簡便なマニュアルはない

会社の研修会などででメンタルヘルスの講演をすると、たまに「どういうことを言えばハラスメントになるのか（どういうことを言わなければいいのか）、具体的な例を示してマニュアル化して欲しい」と言われることがある。

残念ながらこのような発想自体がハラスメントの温床であることに発言者は気がついていない。先に述べたことを注意深く考えれば解るように「こう言えばいい、こう言えばダメ」というのは「コンテクストを無視してメッセージだけ把握すればいい」という発想なのであり、言い換えれば「（創造のための）葛藤の放棄」である。

どんなコミュニケーションの持ち方であっても、それがコンテクストのやりとりである以上必ず解釈のギャップは生まれるのである。であるからこのような意味でハラスメントを防ぐマニュアルがあるとすれば、それは「どのようなメッセージもそのコンテクストによっては、ハラスメント（的な相手への攻撃）になる可能性があるのだ」ということしかない。

人間と人間とがコミュニケーションを持つ時、必ずハラスメントが起きる危険も生まれるのは何故だろうか。

ハラスメントとは先に述べたように相手の人格を否定するような攻撃であり、それは力に差のある、対等でない人間関係の中で上位者から下位者に対する攻撃（嫌がらせ）である。

ハラスメントが「虐待」や「いじめ」のように起きるのは人間の精神的な発達に関係した、最も根源的な対人関係に関係している。

人間にとって最も根源的な対人関係とは「親子関係」である。親子の関係はハラスメントに限らずあらゆる人間関係のあり方の礎となる。親子関係が何故ハラスメントに関係するのか、精神分析的な発達論を参照して考えてみよう。

人間は他者に一方的に守られ、初めて「生存可能」となる

人間の新生児というものは、生まれたままの状態でそのまま置いておかれると死んでしまう「早産」の状態で生まれる。魚類は生まれるとすぐに補食行動を始めたり、鹿や牛などはしばらくすると自分で立って母親を求めて動いたりする。しかし人間の新生児はこういうことができない。生まれたままの新生児をそのまま見ていると何も出来ずただ泣いたまま死んでいくだろう。これは人間の脳が異常に発達しているせいである。

人間の新生児はもうこれ以上脳が大きくなると産道を通らないというぎりぎりのところで生まれるため、他の身体器官が十分に発達していないまま生まれざるを得ない。

であるから人間は生まれるとすぐに、母親から全く一方的に守られ、強制的に与えられた栄養を取り入れなければ生きていくことができない。新生児の生存は一方的な母親の保護、養育によって初めて成立している。

新生児は当然、そのような事態を理解はしていない。なんだか解らない不快なもの—空腹—が突然現れてきたと思ったら、ぎゃあぎゃあ泣きわめく、そうするとなんだかわからないもの

（母親であり、乳房であり、母乳である）がやってきて、しばらくするとその不快なものがなくなって、快適な状態になっていく。

誕生したばかりの人間は言葉を知らないまま、生理的な欲求を他者（母親）によって満たされる。やがて子供は母親という社会的機能によって学習させられ言葉を獲得する。

泣くということは空腹の信号であり、このような繰り返しの中で、母との間で交換されるサインが「言語」という、社会的な機能として獲得させられていく。

ウィニコットの言う「生きる準備」

ウィニコット[3]という精神分析家がいた。この人は小児科医、精神科医であり、厳格な精神分析と一般的な精神医療を橋渡しする立場にもあった。そのウィニコットは最初期の乳児と母親との関係についてとても重要な視点を提供している。

上記のような、客観的には「空腹」といわれるような状況で、乳児がぎゃあぎゃあ泣きわめくと、母親は「この子はきっとお腹を空かせているのね」と想像し、母乳やミルクをあげる。そうすると乳児は空腹が満たされる。

しかしこの時、乳児は大人のように「お母さんのおかげでやっと自分は命を長らえることが出来たんだ。ありがとう」とは「思わない」。

どのように考えるかというと、ウィニコットによれば、乳児は母親に一方的に守られ、栄養を与えて貰っているこのような状況の中で、自分が泣きわめいたとき、母親が、乳房が、母乳（ミルク）が現れたことを「自分が母親、乳房、母乳という、この世界のすべてを自分の力で創り出したのだ」と考え、満足する。これをウィニコットは「自己愛的な万能感」と呼んだ。そしてこのような自分が世界を創り出しているのだと乳児の頃感じることが、その後生きていくための準備として必要なのだと指摘した。

客観的には「倒錯的」ではあるこのような万能感―自分がこの世界を創り出しているのだという―を十分に生きることが、その後の成長に不可欠な正常な過程なのであるとウィニコットは考えたのである。このような万能感を十分に育んだ後、子どもは現実に立ち向かっていくことが出来ると。

このような時期に母親が乳児を一方的に守り、育み、そのことに対して「犠牲心」を抱かずにいれば、子どもは自然に成長していく。しかし母親が「あなたがいるから私はこんなに大変なんだ」というような態度を取ってしまったり、現実に養育を放棄したようなことが起きると、子どもは安心して生きることが出来ず、外界に「迎合」して、本当の自分でない「偽りの自己」を発達させる。それは厳しい現実に対する子どもなりの適応、防衛である。

ウィニコットは人間のメンタルな病気、問題はこの「生きる準備」に失敗することによって起こると考えていた。であるからその治療も当然、治療関係の中でこの生きる準備をやり直すことと考えていた。

現実には精神的な問題が何故起きるのか、ということに対しては、様々な立場、意見があるしウィニコットの考えに反対する人もいるだろうが、実際の治療でこのような視点はとても重要である。

上記のようなことと「ハラスメント」とはどのように関係するのだろうか。それは親が子どもをどのような存在と考え、子どもとどのような対人関係を築くかが、上司と部下との対人関係のあり方に影響を与えるという意味で関係する。

子どもが大人になるということ

親の一方的な庇護、養育によって初めて生存を確保された子どもはその後成長、発達してやがては独立した個人として自立する道を歩んでいく。

仕事が何も解らない「新入社員」が上司に支えられ、指導されながら経験を積んで独り立ちしていくことに似ているかもしれない。あるいは何も解らない大学生がゼミで教授に指導されて自立した研究者になっていくのにも似ているかもしれない。

小さい子どもは親に守られている、という安心感があって初めて、親から離れた場所に自分で歩いて行ってみたりする。しかしその時子どもは親の方を振り返り、親がそこで自分を見守ってくれていることを確かめて、初めて安心して自分の冒険の距離を少しずつ伸ばしていく。

子どもは自分にとって何が安全で、何が危険なのか、何が必要なことで、何が必要ではないのか、いつも正しく判断出来るわけではない。だから親（養育者）は子どもが正しい判断が出来るように成長するまでは、このような善悪や安全、危険、必要、不必要などの判断を子どもに変わってしてあげなければならない。つまり「子ども」とは「未完成な大人」なのだ、という考え方である。

実はこのような意味で「子ども」という概念が確立したのは近代（18世紀から19世紀半ば）以降のことであると、フランスの歴史学者である[4]フィリップ・アリエスは「子どもの誕生」という著作の中で指摘している。（著者注：元訳は「＜子供＞の誕生」）

もちろん近代以前にも「子ども」はいた。しかしその頃の子どもは、今、私たちが考えている「未完成な大人」としては捉えられていなかった。近代以前は子どもが成長することがかなり困難で、幼少の頃に子どもが死んでしまうこともまれではなく、子どもが亡くなっても、今のように親や周囲のものが嘆き悲しむという感情も持ち合わせていなかったのだという。そして6歳か7歳くらいになるとその人間はもう「完成した大人」と同じように扱われ、家庭ではなく「親方」や「別の家庭」などで生活し労働力として存在した。喫煙や飲酒、恋愛も自由であったという。

近代になって「学校」の出現とも併せて「子どもは未完成な大人であり、完全な大人になるまでは家庭に留め置いて養育すべきである」という概念が初めて生まれた。アリエスはこれを「子どもの誕生」と呼んだのである。

このような親子の関係性の中で子どもは小さければ小さいほど、親が必要な判断を「子どもの代わりにしてあげる」ということになるし、成長して行くにしたがって親は「心配でも、不安でも、自分で正しいと思うことを決めてやってごらん」と見守ることが必要になる。

子どもは「自分で何かを決めることは不安だ」という気持ちと「自分のことは自分が決めなくてはいけない」という気持ちの間で揺れ動きながら、自分のことは自分で決める、という部分が徐々に大きくなっていき、やがては完全に自立して「大人」になっていく。

一方「親」の方は、親からみると明らかに間違った選択を子どもがしていると「こっちの方が正しいよ、そっちは危険だよ」と言いたくなる。また場合によっては実際にそうやって子どもを守らなければならないときもあるし、力づくでも子どもの選択を変えなくてはいけないときもあるかもしれない。しかし、こちらもいずれはすべてを子ども選択に任せ、その選択の責任は子ども自身が負うことを見守らなければならなくなる。子どもが大人になるとは基本的にそういうことである。

よく言われる「反抗期」というものも基本的にはこのような「親に何でも干渉されて決められるのは嫌だ」という気持ちと「今まで親の責任で決められていたことを自分の責任で決める

のは、それで本当に正しいのか不安だ」という気持ちの葛藤から生まれるものである。であるから当然「親が決めるのは嫌だ」という反発の方が、健康である。「自分が不安になっているのに何で親は今までみたいに決めてくれないんだ」という反発の方が病的である。本当の成長とは何か、ということを考えればすぐ解る。

ハラスメントも基本的にはこのような親子関係に似た関係性の中で生じる。

パターナリズム—「親心」—

パターナリズムとは

「強い立場にあるものが弱い立場にあるものに対して」

「その弱いもののためになること、利益になることを考えた結果」

「その弱いもの自身の意思や考えは全く考慮せず、場合によってはその意思に反して」

「その行動に介入、干渉すること」 をいう。

「パターナル」というのは「父親の」とか「父性の」という意味である。パターナルの反対は「マターナル」で「母親の」「母性の」という意味になる。

Paternal Authority（パターナルオーソリティ）は「父性的権威」ということになり、「パターナリズム」に近い言葉である。パターナリズムは「家父長主義」とか「温情主義」「父権主義」などと訳されるがパターーリズムの定義はハラスメントやいじめ、虐待などが起きる構造を考える上で非常に重要である。

国家が国民に対してパターナリズムを発動する。法律で「賭博」や「売春」を禁止する場合などがこれに当たる。国家が国家に対して「植民地支配」をする。これもその支配の内容によってはパターナリズムとなる。

もうお解りだろうが、多くの場合「ハラスメント」は、パワーハラスメントでもセクシュアルハラスメント（今は実際には「ジェンダーハラスメント」という方が適当な場合が多いが）でも、アカデミックでもモラルでも、ハラスメントは「パターナリズム」から発生することが多い。

コミュニケーションの観点からいえばハラスメントとは力を持つ片方の側が相手の伝えよう

とするメッセージの解釈を止めてしまい、相手のコンテクストを考慮しなくなるということであり、パターナリズムの観点からいえば（力を持つ）片方の人間は「本当にお前のことを考えてやっているんだ」と思い、(力を持たない)片方が「自分のことを思ってやってくれているんだ」と思うことによって、エスカレートしていくすれ違い、行き違いだということになる。

始めから相手をいじめてやろう、傷つけてやろうというハラスメントもなくはないだろうが、それは本人達も周囲も気づきやすく、解りやすい。解りやすいだけそのようなことが起きるのは余計に問題だとも言えるが、ハラスメントでも、いじめでも、虐待でも、当事者も周囲もそう気がつかないことで、より問題は深刻化していく。

意外に思われるかもしれないが、自分で自覚していじめや虐待（「しつけ」といわれるものも多くはそうだ）やハラスメントをしている、という人は少ない。そういう人は本当に「その人のためだ」と思ってしていることが多い。いじめの場合は「いじめられる側の方に問題がある。いじめられるのは当然だ」と思っていることが多い。

先に述べたように「こう言えば（こう言わなければ）ハラスメントにならない」というマニュアル的発想は、真の意味で相手を思いやっている、という態度の逆である。自分自身の防衛のために、そうするのであって、そういう気持ちは相手に当然伝わる。

「どんなコミュニケーションでも、どんなに親しい、フランクな関係だと思っている間柄でもハラスメントは起き得るのだ」と考えることが、ハラスメントの罠に陥ることを免れる上で最も重要なことである。

良好なコミュニケーションのために

となれば、マネージャーのなすべきことは自ずと明らかになる。ひとつは当然「パターナリズムからの脱却」であり、もうひとつはそれと同時に「組織全体が成長し、新たな創造を生み出すようなコミュニケーションを行い続けること」である。

マネージメントとはメンバーを自立したひとつの人格として尊重し、その葛藤を引き受けた上で、コミュニケーションの中で、メンバー同士の創造性を統合し、新たな成果をまとめることになる。それはマネージャー個人の能力や成果でなく、組織やチーム全体の創造でなくてはならない。

メンバーがマネージャーやトップの意向を慮って、自分自身の意見や疑問を言えないという状況は創造性が失われた状態である。そのような状況は表面的には「問題がない」ように見える。トップから来た指令を反発なく下まで徹底させれば、表面的にはよく統制の取れた組織ということになる。しかしそこに真の創造はない。

トップの指令通りに動くメンバーがもしいたとしたら、それはそのメンバーでなくてはならない必然性はなく、いつでも他のメンバーと代替が効く、ということになってしまう。

一方でメンバーが全く自分の考えだけでやりたいことをやっているのであれば、それは組織とは言えない。メンバー同士が考えていることが違っていたり、仕事の進め方について「こうした方がいいんじゃないか」など意見があれば、それを忌憚なく他のメンバーや上司に伝えることが出来、コミュニケーションの中でさらにいい解決が見つかることが創造的な仕事につながる。またそのような個人の意見を、外発的価値である組織全体の利益や目標ということを考慮に入れた中で考えることが出来なければ、組織のメンバーとして評価され得ない。

そうなるとマネージャーの責務は大きい。まず「インタビューする」気持ちでメンバーのそれぞれの価値観に基づく自由な意見やアイデアを引き出し、それを組織の中のコミュニケーションを通して統合し、一人一人の個人では考えつかなかったような新たな創造を引き起こすようなアイデアを生み出し、それをまた組織全体の目標としてモチベーションを高めて次の行動へつなげていくということが要求される。

リーダーシップとは何か

リーダーとしての資質を問うこととしてよく「あの人はリーダーシップがない」などといわれることがある。しかしこの「リーダーシップ」とは何だろうか。

また一方では「あの上司は強権的だ」「強引だ」「人の意見に耳を貸さない」などといわれる場合もある。

「リーダシップがない上司」と「強権的で、人の意見を聞かない上司」とではどちらがいいのだろうか？（もちろんどちらも良くないのだが）

リーダーシップというのは一般的には集団で行動する際にその行動に与える影響力のことをいう。他のメンバーを何らかの力を持って一つの方向へ導く能力が発揮されている時、あの人はリーダーシップがある、といわれる。それはその集団のなすべき行動について、自分独自のビジョン（見通し）とポリシー（方針や原則）を持っているということである。

しばしば誤解されがちなのであるが、自分自身の見通しや方針を持っているということは「他の人のビジョンやポリシーを無視する」ということではない。

「絶対に人の意見を聞かない」という態度は硬直した態度であり、「葛藤を放棄した」ある意味、開き直りである。自分のビジョンやポリシーを持ってはいるけれど、それが他の人のビジョンやポリシーに触れ、自分とは違うその考えはどうなのだろう、その方がより創造的なのではないか、そういう考えを参考にして自分自身のビジョンやポリシーももう一度考え直してみよう、と思い続けることの方が遙かに「創造的」である。

真のリーダーシップとはその時点時点で自分自身の独自の考えを持つということであり、同時に人の意見をいつでも受け入れる姿勢も持つことでなくてはならない。

自分自身の意見を全く持たず、あるいは持っているがそれを他のものには意図的に示さない時「リーダーシップがない」といわれる。

一方で当然ながら「強権的な上司」と思われている人は、このような葛藤を引き受ける余裕のない上司と思われているのだから、当然部下は自分自身の意見を言わない。上司がどう思っているか、自分の意見が解らないようにして、探ろうとする。こうなるとコミュニケーションの中で新たな創造を打ち立てることなどは不可能である。

心理学で「自己開示の返報性」といわれることがある。これは「自分が本当に思っていることを言えば言う程、相手も本当に思っていることを言う」という傾向である。

上司やマネージャーが自分はこう考えているとか、それだけでなく、この部分で迷っているとか、決心がつかない、というような人間的な悩みや苦しみを開示すれば、部下やメンバーも、自分の中でまだ固まっていない考えや迷いをコミュニケーションの中で示しやすくなる。そのことが新たな創造を起こしやすくしていくのである。

様々な固まらない、意見が出ると結論がまとまりにくくなる、と感じるかもしれないが、実際は力で抑えつける支配よりも、このような態度の方が本当にはマネージメントも楽である。

子どもを養育し、本当に自立した大人とするために何が必要か、ということと基本的には同じである。絶対に正しいという答えがない中で、共にコミュニケーションを通じて悩み、考え、議論することによって、一人では起こし得ない新たな創造を生み出すことが出来る。そのような手法、考え方を習得した者はまた自分自身も他者との間で葛藤を共有し、新たな創造を起こそうという姿勢を育むようになる。

参考文献（1）松岡啓司：論理思考は万能ではない・ファーストプレス・2010
（2）Peter F. Drucker（原著）、上田惇生（翻訳）：マネジメント〔エッセンシャル版〕—基本と原則・ダイヤモンド社・東京・2001
（3）D.W.Winnicott（原著）、橋本雅雄（翻訳）：遊ぶことと現実・岩崎学術出版社・東京・1979
（4）Philippe Ariès（原著）、杉山光信ら（翻訳）：〈子供〉の誕生：アンシァン・レジーム期の子供と家族生活・みすず書房・東京・1980

第二章　セルフケアとラインケア

第2章　セルフケアとラインケア

セルフケアとラインケア

仕事を遂行する上で、自分自身の健康を管理し、能力が100%発揮出来るような状態を保つ、ということはあらゆる職業につく者に求められる責務である。

同時にこのように働く人を雇用している組織は、メンバーが仕事をすることによって病気になったり、健康を損なわないように配慮することが、法律的にも、倫理的にも義務づけられている。

そもそも「メンタルヘルス（活動）」といった場合は、病気の治療ではなくて、病気になる以前から、病気を予防したり、また単に「病気でない」というだけでなく、健康を増進するような活動をすることをいう。

精神的に健康な状態を維持し、増進するということは、精神的状態が安定し、正常な精神活動が行える、ということであろう。

覚醒している間は様々な出来事を受け止め（認知）、そのことに関して考え（思考、判断）ることが出来、そのような活動に伴いうれしいとか悲しいというような感情を自覚出来ること、また日中そのような活動が出来るための前提として、睡眠が十分に取れ精神や身体の疲れが取れること、体調が良く、当然身体疾患にも罹患していないことや、身体的にもより健康な状態を維持、増進していることなどが求められる。

このような健康管理を自分自身ですることを「セルフケア」といい、組織のラインー上司と部下、マネージャーとメンバーのように仕事上のつながりーの中でメンバーの健康な精神状態を保ったり、仕事上の負担や悩みを解決しようとすることを「ラインケア」という。

セルフケア

セルフケアとは具体的には個人の健康、体調の管理として睡眠や栄養摂取を管理すること、病気がないかどうか定期的に健康診断を受けるなど自分自身の身体的、精神的状態を良く保つということと、仕事を自分でいかに管理するかということがある。

自己の身体・精神状態を管理すること

人間の身体は正常な状態であれば、「同じ状態を維持」しようとする方向に働く。具体的には血圧や心拍、体温などはその人間本人が全く意識していないところでいつもほぼ同じ状態に保たれている。

また空腹や口渇により食べ物を食べたり飲み物を飲むことで、人間は日々活動するエネルギーを摂取するのと同時に、自分自身の身体の材料を取り込み、日々細胞レベルで「古い自分」

を「新しい自分」に入れ替えながら自分の身体を同じように保っている。

このように人間が自分自身の状態を一定に保とうとすることを「恒常性の維持（ホメオスタシス）」という。生体の正常な機能が同じように続いて維持されているとき「健康である」と言われる。

逆に言えば、このような恒常性が破綻した状態が「病気になる」ということである。健康の維持に必要なものは様々であるが、日常的なレベルで重要なものは「睡眠」と「栄養摂取」と「運動」である。

1　睡眠

人は何故眠らなくてはいけないのか。一言で言えば脳や身体を休ませなければ―それも24時間という一日の周期の中で―恒常性を維持することに不都合だからである。

「時計」という道具がなくても、人間には「体内時計機構」というものがあり一日の周期の中で睡眠を取り、身体と脳を休めることによりまたリセットして、次の日には活動出来るようになる。このように恒常性維持機構のひとつとして規則正しい睡眠を取ることはきわめて重要である。

睡眠には身体を休めて脳は活動しているレム（REM：Rapid Eye Movement）睡眠と、脳を休めて身体は動く（寝返りなどを打つ）ノンレム（Non-REM）睡眠とがあり、通常は一晩にこのレム睡眠とノンレム睡眠を3～5回繰り返して、脳と身体の両方を休める。

一日は２４時間であるが人間の体内時計は何故か「２5時間1周期」となっている。だがだいたいは２４時間周期で人間の行動は習慣化されているのが普通である。

人間は起きている時間が長ければ長いほど深く眠ることができ、また眠りの始めには深い睡眠が来ることが多い。深い睡眠は身体の疲労回復と修復に大きな役割を果たしている。

一日必ず何時間眠らなくてはならないという決まりはないが、ある程度深く眠れて疲れが取れていれば、健常な人はあまりに長時間は眠れないものである。昼間眠気がなく、通常の精神的活動が出来れば、睡眠時間は足りている、ということになる。

睡眠が十分とれず一日の周期の中で疲れが翌日に持ち越されるということになると、精神的にも身体的にも健康な状態を維持することが難しくなる。

睡眠の障害とその対策

寝るのに割り当てられた時間、通常は6～8時間の間に十分睡眠がとれないという睡眠の異常、障害としては大きく分けると以下の三つがある

1 入眠障害‥はじめに寝ようとする時になかなか眠りに入れない、悩み事を考えたり、寝付けないのではないかということ自体が気になり眠れなくなる。

2 中途覚醒（早期覚醒）‥寝付いても長く寝ることができず、すぐに、またあらかじめ期待していた覚醒時間よりも早く起きてしまう。睡眠が分断され深く眠り休むことができない。

3　熟眠障害：ある程度の時間を寝ているのに覚醒した時に「よく寝たな」という熟睡感がない、スッキリ起きられない、疲れがとれていないという状態で、「深く眠れていない」ということである。

実際にはこれらの三つのパターンが組み合わせで起きることが多い。睡眠障害の起きる原因は心理的な負担に対する自然な反応、痛みや発熱などを伴うような様々な身体疾患、精神障害など様々であるが、このような睡眠障害が起きた結果、日中適切な精神活動が行えないとなると専門的な治療が必要になるであろう。

治療が必要なほどではないが、よりよく眠るために気をつけるべきこと、今はよく眠れているが、そのような状態を維持するために心がけた方がいいことは以下のようなことがある。これは厚生労働省が出している「睡眠障害対処12の指針」[1]というものにまとめられている。

より良い睡眠のため気をつけること

1　睡眠時間は人それぞれ

日中眠くなければ8時間でなくとも良い。昔8時間だったからといってずっと8時間ではなくてはいけないことはない。要するにあまり固定観念に縛られないことが重要である。

2　寝る前に刺激物を避ける

就寝前4時間のカフェイン、1時間のたばこは避ける。

3　眠くなってから就床する

1に似ているが、時刻にこだわり過ぎて眠くないのに就床するとより緊張する。

4　同じ時間に起きることが望ましい

たまに休日の午前中や日中「寝だめをする」という人がいるが、一日だけ長く寝ても数日間の睡眠をまとめてとることには全くならない。睡眠は一日一日のことである。休日だけ長く寝ているとリズムが崩れやすい。少しぐらい遅く起きるのはかまわないがあまり平日と時間が変わらない方が好ましい。

5　日光に当たる

起きたら日光を取り入れ体内時計をオンにする。気分の安定にも朝起きて日の光に当たることはよいとされている。

6　食習慣の改善

朝食を摂る、ということに関してはいろいろ意見があるようだが、少なくとも朝、覚醒度を上げるという意味で朝食は有意義である。逆に夜食が多すぎると睡眠が浅くなるといわれている。

7　昼寝は30分くらいで

夜十分睡眠がとれなかった場合、20〜30分程度の昼寝は夜の睡眠不足を補い、また夜の睡眠に悪影響はないといわれている。午後遅い時刻や夕方以降、長時間（2時間以上）の昼寝は夜の睡眠に影響するといわれている。

8　眠りが浅い時には遅く寝て、早く起きる

テクニックとしてはこれが一番重要かもしれないが、「眠る」ということは人間が意識的にできることではない。意識的に「眠ろう」と思うこと自体寝付きを悪くする。寝付きが悪くなると就床する時間をすごく早くして、眠くないうちから布団に入って横になっている人がいるがこれはより寝付きを悪くする。「眠れなくても身体を横にしているだけでいいんだ」と思うことが大切である。遅く就床しても起床時間を変えずにいれば徐々に寝付きはよくなる。「起きる」ことも厳密には意識的にはできないが目覚まし時計をかけるなどすれば「眠る」ことよりは意識的なコントロールが可能である。

9
いびき・無呼吸・むずむずは要注意
睡眠中にいびきがひどくなったり、無呼吸の状態が続いたり、寝ようとすると足がむずむずしてじっとしていられない状態になる、などの場合は睡眠時無呼吸症候群、むずむず足症候群などの特殊な睡眠障害の可能性があるので専門の医療機関で詳しく調べることが望ましい。

10
長い時間寝ているのに日中眠い時は相談を
時間的には十分な時間を寝ているのに日中眠くなるとか、長く寝ても疲れがとれない場合も、眠りすぎる特殊な病気（かなり珍しい）か、長く寝ているように思えても眠りの深さが浅いという可能性があるので専門的な検査・治療が必要である。

11
寝酒は不眠のもと
飲酒は睡眠導入に少量なら効果的であるが、睡眠深度を減らし、利尿作用もあることから睡眠後半には覚醒しやすくなる。また寝るためにアルコールを摂っていると飲酒量が急速に増加しやすい。

12　睡眠薬は正しく使えばアルコールより安全

現在の睡眠薬は以前のような麻酔系の薬はほとんどなく安全である。「睡眠薬」に対する一般的なイメージが悪く、睡眠薬を処方されている家族や知り合いに服用を止めるよう強く勧める人（そういう人は止めて調子が悪くなっても責任をとらない）も意外なほど多く、寝る前に飲酒量が増える人もいるが、少なくともアルコールよりは睡眠薬の方が深く寝ることに関しては効果的である。もちろん眠れるようになれば薬を徐々に止めていくということを念頭に置いて必要最小限の服用にとどめることは重要である。

2　栄養摂取

そもそも食事を摂るということは生物学的にみて動物においては、生命活動を維持するために必要欠くべからざる行動である。

人間を含めた動物は「従属栄養」といって、自分の「外」から栄養を取り入れなければ生きていくことが出来ない。これに対して植物は光合成をして、自分で生きていく栄養を作っている（これを「独立栄養」という）。

しかも人間、動物が食べることが出来るものは基本的に「生物」だけである。つまり動物は他の生物を食べることによってしか、生きていくことが出来ない。

栄養を摂取する意味は日々の生命活動を行うエネルギーを摂るという意味と、自分自身の材料を取り込むという意味の二つがある。つまり人間は自分が摂取した生物を原料として自分自身の細胞を作っている。一部の例外（神経細胞や心臓の細胞）を除けば数年の長い年月をかけて人間は自分自身の身体を古いものから新しいものに作りかえているのである。

特殊な例外を除けば現代の日本では「栄養が足りない」ということよりも「栄養を過剰摂取している」結果起きる健康上の問題の方が圧倒的に多いだろう。つまりそれは、いわゆる生活習慣病、高血圧、高脂血症、糖尿病であり、そのような疾患を背景として起きるより重篤な病態、脳血管障害、心臓疾患などである。

詳しく栄養学的なことを述べることはここではしないが、どのように栄養摂取をすればいいか、その目安を簡単に示してみよう。

エネルギー所要量

一日活動するために必要なエネルギー（カロリー）はその人の体重と活動量によって決まる。言い方を変えると一日に必要なエネルギーを一日で使えば体重の増減はないが、摂取する栄養の方が多ければ体重は増える。足りなければ減る。

激しい運動をせず、通常の生活をして消費するエネルギーは体重（kg）×30～38Kcalである。体重60kgの人であれば、一日中机に座ってするような仕事をしている人で60×30＝1800Kcal、ある程度殻を動かす仕事をする人で60×38＝2280Kcalということである。

栄養の配分

栄養素としては炭水化物・糖質、タンパク質、脂質、ビタミン・電解質（ミネラル）をバランス良く摂ることが必要とされているが、栄養学には様々な意見があり必ずしも定説化したものはない。

一説には一日のエネルギー所要量のうち、50～60%は炭水化物・糖質から摂るべきとされており、その場合先の例でいえば1800Kcal～2280Kcalのうち900Kcal～1368Kcalはご飯やパン、麺類などから摂るべき、ということになる。

タンパク質も動物性のタンパクよりも植物性、脂質も飽和脂肪酸よりも植物や魚に含まれる不飽和脂肪酸が健康に良いとされており、ビタミンや食物繊維を多く含むとされている野菜を食事の始めに食べること（ベジタブル・ファースト）が良いとされている。

3　運動

激しいものではなく、つまり呼吸数や心拍数が大きく上がる運動ではなく、軽い運動―それほど呼吸数や心拍数が上がらない運動―は、身体の代謝率を上げ、メンタルヘルス上も「運動をする人の方がしない人よりも抑うつ的になることが少ない」と言われている。

運動をする際よく陥りやすいこととして「長続きしない」ということがある。特に健康管理のため、あるいは生活習慣病の改善などのために一念発起して始めた場合などにそうなりやすい。これも先に述べたように「外発的価値」に突き動かされて始めると、運動そのものに対する自分自身のモチベーションが保てないからそうなりがちなのである。

この場合もあまり深刻に考えないで、むしろ「長続きしなくてもいい」と思って、1回だけでもやっただけやらないよりましだ、というくらいの気持ちで始めた方が良いだろう。

いわゆる「ダイエット」と同じように、無理に続けていると「こんなに頑張っているのに」と犠牲心が強くなり、どこかで「もう嫌だ」となってしまう。つまり「運動もリバウンドする」のである。

運動も可能なら、見返り―体重が減るとか検査値がよくなるとか―を求めなくても楽しくやれると思えるようなものを、やりたい時にすることが重要である。

ストレスマネジメントとセルフケア

仕事の上の負担を組織や会社の労働構造から軽減することや、組織の中で仕事のやり方を考えることはきわめて重要ではあるが、一方でどのような負担がかかったとしても、労働する個人が自分で自分のことを守らねばならない、という面も重要であることは間違いない。

働く者が自分自身の健康や仕事を管理する上で大事なことは、自分に課せられている仕事を正しく把握し、管理することである。

最近よく行われる議論として「過度に残業することはよくないので、遅くまで働かずに就業時間を終えたらすぐに仕事を止めるように。しかし、仕事は今までと同じようにやって貰わなければならないので、仕事の量や質はそのまま保つように」ということがある。

そうなると一人一人の労働者は「残業はするなというけど、仕事は同じようにしろという。それなら残業してないことにして残業する（サービス残業）か、家に帰って家で仕事をするしかないじゃないか」となる。

このようなレベルの「残業禁止」が実質的に何の問題も解決していないことは明らかだろう。労働時間が長くなると、どうしても寝る時間が短くなったり、食事やその他日常生活も不規則になりがちである。そのような影響が健康上よくないことは統計的に明らかとなっている。となれば、一人の労働者の就業時間が長すぎる、という問題が現にあるなら、その労働時間の内容を調べ、問題を解決しなくてはならない。働く時間が長すぎるという問題を解決するには、就労する時間を減らすしかないわけで、そのためには「必要のない仕事を止める」か「必要な仕事を他の人にやって貰う」しかない。

セルフケアという視点から考えた場合、長すぎる労働時間を減らすためには、自分がやっている仕事の重要性、優先性を吟味して、働く時間の中に必要な仕事を配置していく作業が必要になる。

タスクとアポイントメントの管理

水口和彦[2]によると、仕事には「アポイントメント」と「タスク」の二つがあるという。

アポイントメントとは「13時から1時間会議をする」とか「午前中は外来で診察をする」「14時から4時間店頭販売をする」とか、その間はその業務に従事して、同時に他の仕事などが出来ない、固定された仕事である。

一方で「タスク」とは「会議の資料を作る」「頼まれた原稿を書く」「販売イベントで使うリボンを作る」など、締め切りはあるが、決まった時間にする必要のない仕事である。

水口は「アポイントメントの管理はスケジュール管理であり、これを全くしないとか、たくさん入れすぎるということはほとんどない」という。同じ時間にアポイントメントを複数入れると「ダブルブッキング」ということになり、物理的に両方することは不可能である。

これに対して「タスク」はアポイントメントの入っていない時間に行う業務であって、タスクを行うことの出来る全時間の中に、どの程度の量のタスクをこなせるか、という判断はアポイントメントを管理することよりも難しい。

まず自分にどれくらいタスクを行う全時間があるか把握することが難しいし、それぞれのタスクが、質的に、量的に自分にどの程度の負担をかけるのかという判断も難しい。またタスクはアポイントメントに比較すると断る理由が分かりにくい。

もし、いつまでにやらなければならないという「締め切り」のないタスクがあったらどうだろう。中にはそういう業務もあるかもしれないが、もしそういうタスクがあれば通常それは仕事の予定リストから真っ先に外されるだろう。締め切りのないタスクは常に「そのタスクは本当に必要か？」という問いに晒され続ける。

過剰な仕事量は通常タスク管理の失敗から生じる。アポイントメントは時間という制約の中でしか遂行できない業務だが、そのために割り当てられた時間を終わると、さらに仕事が続くことは通常なく、普通は後からやり直すことも出来ない。(毎週同じ時間に会議をする、という場合でも通常は同じ業務を繰り返しているわけではない)。

先にタスクをどれくらい、いつやるかということを決定してから、その後にアポイントメントを決めるということも通常は出来ない。アポイントメントは時間を変更すると意味がなくなる業務であることがほとんどだからだ。

もし「自分の仕事にはアポイントメントしかない」という人がいたら、その人は過剰に仕事を請け負うことはない。残業や営業時間の延長などアポイントメント自体のキャパシティを変更することがなければであるが。

以上を考えると働く者が自分自身の全ての仕事量を適切に管理するためには、

1 まずアポイントメントを決定し、

2 タスクを依頼された際、その質、量を検討して、自分のタスクを行うための時間と照らし合わせ、

3 可能であれば引き受ける。難しければ依頼されたその時に理由と共に断る、ことが必要である。特に遂行することが難しいと分かっているタスクを引き受けるのは「有能さ」ではなく、その逆であることを理解する必要がある。

セルフケアとしてのコミュニケーション

仕事の人間関係、特に上司と部下、顧客とサプライヤーの関係などであれば、立場が下の者は上の者とのコミュニケーションに精神的なエネルギーを費やすことになるだろう。

その関係が良好な場合でも相手の意思、意図に注意を払うだろうし、関係が利害が絡んで微妙になってくれば、より相手の意向に敏感にならざるを得ない。

良好なコミュニケーションを保つには先に述べたように、まず相手の言うことを批判的でなく、理解するように「インタビューする」気持ちで聞いた上で、自分が思う本当の気持ちを伝える、ということが必要になってくる。

相手が望むことと、自分が出来ることが違っていて、そのことを相手に納得して貰うためには、相手が自分よりも立場が上—上司とか顧客とか—の場合は意見の示し方が重要となる。出来ないことや間違っていると思うことを、過度に相手に配慮して引き受けてしまうことは、本質的は相手の利益にも自分の利益にもならないことが多いため、そのような場合はうまく断ったり、代替案を生み出すような手法が必要となる。そのような手法に「アサーション」がある。

アサーション　assertion　とは、「人間は誰（どのような立場）であれ、意見や要求を表明する権利がある」という価値観から表明されるその人の主張をいう。具体的には相手が上司や顧客であっても、断ったり、違う意見を述べたり、別の解決を提案することなどをいう。

アサーションはコミュニケーションの中における主張であるから、前述のような良好なコミュニケーションを目指す意思がある中で用いられるある種の「技術」である。自己主張と相手の立場を理解していることを同時に示しながら行う主張である。

たとえばあなたが、あるタスクAを遂行している時に、別のタスクBを上司に依頼された場合を考えてみよう。

あなたは自分のアポイントメントとタスクを検討してみる。タスクAは10日後までに提出することが決まっている。新たに依頼されたタスクBは5日後までに完了しなくてはいけないという。他の仕事の関係からタスクA、Bを両方行うことは時間的に不可能だと判断した。あなたは上司のその状況をどのように伝えればいいだろうか。

・答えのパターン1　タスクAや他のアポイントメントの仕事があり、タスクBを5日後までに行うことは無理です。なので（申し訳ありませんが）お断りします。

・答えのパターン2　解りました。5日後までになんとかBを行います。

パターン1は間違いではない。しかし、依頼している相手が感情的に良く思わない可能性がある。自分でない他者の気持ちなので、それをコントロールすることは出来ないが、対立や行き違いを強調するようなトーンが生まれる。

パターン2はもっと悪い。悪いというか「間違い」でさえあり、問題が解決されていない。

このような時、自分の意見と、相手の希望を両方織り込んだ答えのパターンがある。

・答えのパターン3　タスクBが5日後までに行えれば良いという部長の意向は解るのですが、私は10日後までにタスクAをしなくてはならず、タスクBと両方することは難しいと思います。どうしたらいいでしょうか？

つまり「自分はこう思う」―意見の押しつけではない―と、相手の希望を理解したことを伝え、問題の困難さをそのまま伝える。

それでも上司が「Aなんかどうでも良いから、Bをやるんだ。ゴチャゴチャ言わずに言われた通りにしろ！」というような態度であれば、そのような人間にパターン3のような答えをすることは意味がないということになる。

もし上司が「それでは別の人に頼んでみようか」とか「Bのスケジュールを見直してみよう」というような別の案、方法を考えるとすれば、新たな解決を得たかもしれないことになる。

相手の考えや意見を否定するのではなく、自分の考えや意見はハッキリと伝える。それが重要なポイントである。

パターン2ような答えになってしまい、残業時間がどんどん増えたり、結果的もAもBも出来なくなった、というパターンは多いもので、その場合上司や周囲からは「残業をするなと言ったのに何故遅くまでやっている?」とか「出来ると言ったのに何故出来ないのだ」と後から責められたりすることになる。

このアサーションの「答えのパターン」をみれば解るように、立場が下の者がどのように工夫しても、上の立場の者がその意図に無関心、無理解であれば解決できないことは多い。

逆に言えば、上の立場の者が良好なコミュニケーションの意義を良く理解し、うまく部下や周囲の力を引き出せれば新たな解決、創造を生み出す力となり、メンバーの精神的健康を増進することが出来る。それが次に述べる「ラインケア」である。

ラインケアとAnti-stigma（アンチ・スティグマ）

「ラインケア」とは前述したように「組織のライン―上司と部下、マネージャーとメンバーのように仕事上のつながり―の中でメンバーの健康な精神状態を保ったり、仕事上の負担や悩みを解決しようとすること」をいう。

近年声高に「メンタルヘルスの重要性」が叫ばれている一つの要因に労働契約法などの労働法で示されるようになった、ある価値観が影響している。

それは「使用者は労働契約に伴い、労働者がその生命、身体等の安全を確保しつつ労働することができるよう必要な配慮をするものとする」（2008年3月労働契約法）ということ、いわゆる「安全配慮義務」を使用者が負っているということである。

安全配慮義務とは、一般的には「健康を担保すること」であり、労働者が仕事をした結果、その労働のために病気になったり、怪我をしたりすることがないように配慮する義務である。

そして働いた結果健康が損なわれたり、病気になったりすれば、余程の特別な理由がない限り、それは使用者（会社、企業）に責任がある、ということになる。

特にメンタルヘルス、精神的な健康の保持、増進に関しては、最近沈静化の傾向が見られ始めているとはいえ、1998年以降自殺者が14年連続して3万人を超え続け、厚生労働省がその対策を国の重要事項として位置づけたことが深く関係している。

それがすべてではないとしても、厚生労働省は「自殺対策」を、メンタルの不調、特に「うつ病」対策と同義に考えていた節がある。

自殺の背景には社会的、経済的な、あるいはメンタルでない深刻な身体疾患などの要因が深く絡んでいると思われるが、同省が介入しやすい、また対費用効果が見えやすい対象として「うつ病」を選んだということは想像に難くない。

もちろんうつ病による自殺は深刻な問題であり、その対策は重要である。しかし「安全配慮義務」の観点から使用者、会社、企業に対して「メンタル不調者十分な配慮をするように」という要請が強められた結果起きた変化は、必ずしもその目的のために効果的であったか、といえばそうとはいえない。

むしろ「有害であった」面もかなりある。何故有害であったかというと、「メンタル不調者を出さない、重症化させない、早く回復させる」というような目的のために「メンタル不調に陥っている人、陥りそうな人を出来るだけ早い段階で、軽いうちから発見しなくてはいけない」という価値観が肯定され過ぎたせいである。

この背景には明らかに身体的な健康増進の考えを、そのままメンタルヘルスに当てはめて考えた、ということがあるのだと思う。その考えとは身体疾患予防とか健康増進の対策として「健康診断の普及を徹底させて、病気の『早期発見、早期治療』につなげることが、健康増進のために役に立つ」ということである。

このためメンタルヘルスの増進も、メンタルに不調な人がいれば、出来るだけそういう人を早く「発見する」、調子の悪い人に認められる「徴候（サイン）」を見逃さない、そのために組織をマネージメントする者はメンタルの病気に関する正しい知識を持ち、メンバーにそのように見受けられる者がいたら即座に対応しなくてはならない、というような方向で考えられてしまうことになった。

しかしこのような方向性はかえって組織の中の良好なコミュニケーションを阻む可能性があるため、ただ単に意味がないというよりは、より有害な結果を導きやすい。

普通に考えれば解ることだが、自分の上司が「こいつはメンタルに調子が悪いんじゃないか。

そういうサインがあったらすぐ休ませて病院に行かせなくては」と考えながら、自分のことをみていると思ったら、あるいは会社が「メンタルに不調な社員がいたら出来るだけ早く休ませて仕事をさせないようにする」という方針で自分のパフォーマンスを評価していると思ったら、その人は「調子が悪いんです」とは言いにくくなるだろう。

現実にこのような視点からメンバーの健康状態を把握しようとする会社や組織はある。多くの人命に関わるような職種の職場でそういうことが多い。それはそれで解らなくもないが、調子が悪いことを言い出しにくい雰囲気があれば（言い出すとすぐ休まされたり病院に行かされると思ったら気軽には相談できない）、その人はより重症になって、耐えられなくなるくらいまで我慢するだろう。もしくは会社上司に秘密で病院を受診するかもしれない。

であるから、組織のラインー上司と部下、マネージャーとメンバーのように仕事上のつながりーの中でメンバーの健康な精神状態を保ったり、仕事上の負担や悩みを解決するために必要なことは、上司やマネージャーがメンタルの病気に詳しくなることではなく、もし調子が悪いと感じたら、それを気兼ねなく相談できるような関係を築くこと、つまり良好なコミュニケーションを保つこと、そのようなつらさや弱さ、苦しさを表明しても大丈夫だと思えるような会社の姿勢を示すこと、それが「ラインケア」では最も重要なことである。

そもそもいくらメンタルの病気のことを詳しく勉強したとしても、上司は医師ではないのだし、本業が医療ではないのだから限界があるのは当たり前である。

部下が「おなかが痛いです」と言ってきたら、普通の上司なら「では今日は無理せず休んだらどう」とか、「心配だから念のため病院に行って診てもらったら？」というのではないだろうか。

いきなり「それは胃潰瘍です」とか「上部消化管内視鏡をしましょう」という上司はいない。メンタルも同じである。

そうであれば、会社や上司がメンバーに示すべき価値観は「メンタル不調を早期に発見する」ということではなく、「メンタルに調子が悪くても、そのこと自体によってメンバーが責められたり、不利益を受けることはないし、不調の原因になっていることに心理的な悩みがある場合などにも、そのプライバシーは尊重される」ということである。

上司や会社が、誰に対してもそのような開かれた態度で望んでいることが解れば、メンバーも安心して相談できる。

このような意味で「それが知られてしまえば恥だ」と感じるような状態を「スティグマ（傷【狭義にはキリストがはりつけになった時に付いた聖なる傷】）―汚名、烙印、偏見というような意味―」という。

メンタルに調子が悪い、そのために治療を受けている、というようなことが会社に知られたら自分に対して不利益が起こる、とメンバーが感じたとしたら、普通はそれを出来るだけ「隠そう」とする。もしそうなってもそのことによって不利益を受けず、そのことに配慮がなされ調子よくなれば以前と同じように働けるのだ、という安心感があれば、不安なく上司や会社に相談できる。

であるから、上司がメンタルヘルスや精神疾患の知識を持つことそれ自体が悪いのではないが、その目的が早期にメンバーの中からメンタル不調者を探し出して排除することでなく、むしろ積極的に精神症状に限らず、仕事上の悩みやつらさを上司やメンバーと共有することが意味のあることなのだという価値観を提示することがメンタルヘルスの増進には役に立つのである。

その場合には当然、前に述べたようにまず会社サイド、上司の立場からそのような価値観を積極的に伝えることが必要である。「スティグマ」は実際にはスティグマではなく、会社では不利益にならないこと、それを広め、周知すること、それが「アンチ-スティグマ」活動である。アンチ-スティグマ活動の推進に重要なキーワードは「肯定」「出会い」「受容」「参画」とされている[3]（厚生労働省「こころのバリアフリー宣言」２００２）。

これを実際に会社内で実践することが重要な課題となる。

参考文献

（1）厚生労働省：睡眠障害対処12の指針２０１４
（2）水口和彦：世界で一番ゆるい王様の時間術．ダイヤモンド社．東京．２０１０
（3）厚生労働省「こころのバリアフリー宣言」２００２

第三章　メンタルヘルスの現場から考える

第3章　メンタルヘルスの現場から考える

メンタルヘルスの現場から考える

今までメンタルヘルス、あるいはメンタル不調に陥る状態などについて理論的に考察してきたが、本章では実際の働く現場でどのようなことが起き、悩まれ、また解決されていくのか具体的な例をもとに考えてみたい。

メンタル不調の「入口」と「出口」

仕事をしている中で、仕事上の負担から、あるいは個人的な負担から精神的に不調を来す（具体的には夜よく眠れなくなったり、仕事に対して意欲が出ない、悲観的に考えてしまう、仕事のことを考えると不安になってドキドキしたりお腹が痛くなる、というような症状【反応】が多い）ということはよくある。

このような時、メンバーが安心して気軽に会社の上司や、会社内にある「健康管理室」のようなところで保健師やカウンセラー、産業医と相談できる体制は不可欠である。また単にそのような体制があるというだけでなく、それを（アンチ-スティグマとともに）周知し、利用しやすくすることが必要である。

2015年に労働安全衛生法の改正に伴い、会社が従業員に「ストレスチェック」「自分のストレスがどのような状態にあるかを自分で調べる」を行うことが義務づけられた。

厚生労働省の指針をみると、同省の意図は先に述べた「身体疾患への対策」、早期発見、早期治療の焼き直しの発想でされていることが解るが、このチェックでストレスが高度と判断された人に対しては、結果を本人に通知し、「医師による面接指導」を勧める、となっている。またストレスチェックを受けなかったり、医師の面接指導を受けなかったとしても従業員に不利益は生じないよう配慮するとされている。

このような時、ストレスチェックや医師の面接指導をしたか否かが重要なのではなく、どのような姿勢で会社がそうしているか、従業員にそれがどう受け止められているか、ストレスチェックや医師の面接指導を介した相互のコミュニケーションが良好であるかということが重要であることはいうまでもない。

このようなメンタルヘルスの「入口」から円滑に必要な精神科治療や心理相談に結びついていけばよいし、また必要な場合は一旦精神的な負担から離れるという意味で休養したりすることもある。

そのような場合、軽快した後どのように仕事に復帰したらいいか、というところも重要になってくる。療養から復帰への移行のところ、いわばメンタルヘルスの「出口」のところで主治医と会社で復帰を受け入れる側の職場（上司）や会社産業医とのコミュニケーションもまた重要となる。

復帰した人と、職場の同僚、先輩、上司とのコミュニケーションももちろん重要であり、実際この部分で職場側に知識と経験がないと混乱することとなる。もちろん「知識」といっても先に述べたように精神医学や精神疾患の知識が必要なのではない。上記のようなメンタルヘルスの「入口」と「出口」に関連する理解が必要なのである。（「入口」から「出口」までの間は基本的に医療の側の問題であろう）

メンタル不調で休職していた人が、職場に復帰する、となった際、迎え入れる職場の上司や管理者、同僚などからよく尋ねられることに以下のようなものがある。

一つめのパターン（復帰する際に多い疑問）‥

「久しぶりに復職してきた人がまた調子が悪くならないように、どのようなことに気をつけたらいいのか解らない（ので教えて欲しい）」「調子が悪くなった『原因』を取り除けばまた調子が悪くなることはないだろうから、その原因を教えて欲しい」

二つめのパターン（復帰してしばらく働くようになった後に多い）‥

「しばらく働いてもらって、自己評価ではうまく働けていると本人は感じているようだ。しかし同僚や上司から見ると間違いや、不適切な処理などがあり、それを伝えたいが、伝えると

そのためにまた調子が悪くなるかもしれず、言えない」（からどうしたらいいか）
「自分（上司）は精神科のことは素人だから、復帰した人が調子いいのか、悪いのか解らない」（のでどのように仕事をさせたらいいか解らない）

三つめのパターン‥

「しばらくの間調子よかったため、負荷を軽減した業務でなく本格的に職務を頼むようになってから『また調子が良くない』とのことで、休みがちになったり、不十分な結果しか示せないでいる。あまり調子が良くないのなら、また会社の健康管理室で相談してみたら、とか、また休養して良くなったらまた働いたら、と勧めても『大丈夫です』とか『休むのも余計気持ちが落ち込むし、経済的にも心配だから働きます』『出来る範囲（だけ）でやります』と言われる（のでどうしたらいいか解らない。適当に働かれても周囲の人の志気に関わる）

このような現場の迷い、疑問に私は精神科医として実に頻繁に接してきた。これらの疑問は表面的には別々のものの様に思えても、根本的には共通する誤解、勘違いから生まれている。

このような疑問が果たして日本（社会）に特有なものなのか、そうでないのか解らないが、感覚的には「日本的な」もののようにも思える。これらの問題における共通した「勘違い」とは何だろうか。

それは「一度調子が悪くなった人には、（調子が悪くなるから）ネガティブな評価や改善すべき問題点などを一切しゃべってはいけない」という勘違いであり、その背景には「腫れ物に触るように、周囲の評価や気持ちを本人に悟られないようにしなくてはならない」という心理があるからである。

また、メンタル不調に陥って回復した当事者にも、受け入れる職場、上司の側にも、私がよく伝えることがある。それは考えれば「当たり前過ぎる」ことなのだが「仕事は治療のためにやっているのではない」ということである。

労働とは基本的に「（自由な）契約」である。労働者は労働を提供し、それをまとめた組織は作り出した「価値」を創出し、その結果組織は（顧客から）「利益」を、労働者は「報酬」を得る。

つまり労働者のレベルでは「労働」の対価として「報酬」を受けているのである。

全く「対等な」関係ではないものの、基本的には「労働」と「報酬」が拮抗しているから、雇用している側とされている側の認識が一致する限り、その契約は成り立つのである。

雇用している側（会社）が、その労働が報酬に釣り合っていないと判断した場合には、そのことをもって契約を破棄（つまり解雇）することは、基本的には自由である。組織も全体として「価値」を創出し「利益」を生むことに失敗すれば、組織自体が滅びるのだから当然である。そして「その労働が何故、報酬と釣り合わなくなったか」という理由に関しても、基本的には問題ではない。その理由が「病気」であれ、「怠惰」であれ、釣り合わなくなればその契約は解消される。ここのところを多くの人は誤解している。

ただ、労働法が規定しているのは、要するに「労働できなくなった理由が『病気』によるものであった場合、『病気で働けなくなったから、すぐ解雇』ということはダメですよ、回復する可能性があったり、労働内容を融通したりして、契約を解除しなくても継続する可能性があるなら、それを模索、検討しなさいよ」ということだけである。

たとえば私は精神科医であるが、ある時脳梗塞になり職務上必要な診断能力や患者さんに説明するコミュニケーション能力がなくなったとしよう。生活習慣がどうだったか、ということは置いておけば、「脳梗塞になった」こと自体は私に責任はない。しかし私に責任がなくても、私に診断、治療する能力がなかったら医師の職務は当然果たせないだろう。

職務を果たせなくなった医師に診察や治療を続けられたら患者さんは当然困るし、職務を果たせない医師を病院は雇用し続けることは出来ないだろう（病院の経営を圧迫するから）。

このようなことは誰でも納得できることと思われるが、実際はこのようなトラブルは仕事の現場で多いのである。

ある時、ある会社の産業医から「職場で泣いてしまって仕事が出来なくて、周りの人が困っている社員がいる」と相談があった。私は精神科医としてその人の診察をしたが、その人は仕事と関係のないプライベートな悩みで気分が不安定となり、職場で泣いてしまって仕事が出来ないということであった。

私は「あまり調子が悪いのなら、一旦仕事は休んで、問題が解決し、健常な精神状態になってから働くことがあなた自身にとっても、職場の人にとってもよいでしょう」と勧めたが、その人は「休んで家にいると余計気分が不安定になるので、職場にいた方が気が紛れる（ので休みたくない）」と主張した。

私は「仕事に行くことを選択するのであれば、自分の気分のためだけではなく、職場で求められる職務を落ち着いて遂行し、周囲の人を不安に指せないよう行動する義務も一緒に引き受けないといけませんよ。あなたも隣にいる人がずっと泣いていたら落ち着いて仕事が出来ないでしょう。仕事は自分の利益のためだけにするものではありません。求められる職務を遂行する義務と共に引き受けるものです」という意味のことを告げた。

その人は憮然としていたが、もしそこで私や上司が「調子悪くても来たければ、来るだけ来て職場で泣いていてもいいよ」と言ったら、周囲の人や組織にとってはもちろん、その人本人にとっても本当に利益があっただろうか。「腫れ物のに触る」とは結局そういうことである。労働（仕事）をする以上は、その責任は当然生じるし、基本的には健康な時の自分と同じように、あるいは同僚と同じように、評価を受けなくてはならない。

「働くけど、病気だから適当に働きます」ということは許されないだろう。周囲が復帰した人に対してこのような評価を「調子が悪くなるかもしれないから」として、伝えなかったら本人は楽になるだろうか。決してそんなことはない。逆である。

先に述べたコミュニケーションのあり方の通り、相手が「本当のことを言ってくれている」と思えば思うほど、自分も本当の気持ちが言える。自分のことを「病人だ」と思っているから、何も言ってくれない、と感じれば、その人はそのこと自体で精神的に追い込まれるし、評価が返ってこなければ自分の労働がこれでいいのか、自己評価でしか測ることが出来なくなる。

「どのようなことに気をつけたらいいか解らない」「自分は精神科医でないから、その人の調子が解らない」というような疑問も私に言わせれば、勘違いも甚だしいということになる。先にも述べた様に精神症状に詳しくなることは全く必要ないのである。

そのような人に私は「あなたは病気でない『普通の人』に、仕事上どのようなことが必要で、どんなことが求められている、それがこれくらい出来ていて、ここは出来ていない、こういう風に考えてやるのがいいのではないかと、伝えているのではないのか。あなたは精神科医であるはずはないが、あなたの仕事の専門家であろうし、その職務をしているのだから、その上で必要なことを『普通の人』と同じように伝えればいいのです。ただ、遠慮して伝えなかったら余計その人は不安になりますよ」と伝える。

逆の立場になってみたら容易に想像できることである。職務上必要なことははっきり伝えて貰う。出来ていることは評価され、出来ていないことは改善すべき点を示してくれる。そのように周囲が接してくれるなら安心する。そうでなければ不安である。

「調子の悪くなった原因を取り除くから、それを示してくれ」というのも、その背後には「原因を取り除いたのだから、もう調子悪くならないだろう。こちらの責任はもう終わりだ」というような、要するに「こう言えばセクハラにならないマニュアルを」というのと同じ、葛藤を放棄した姿勢に過ぎない。

　厳しい口調で叱責する上司は異動したんだから、長すぎる残業時間はなくなったんだから「調子悪くなるはずはないだろう」と自分が見られていると思ったら、それはとてつもない重圧となるだろう。残念ながらこのような発想をするマネージャーは驚くほど多い。そういう人は「悪くなる原因を取り去ったから、後はこちらの責任ではない。本人の問題だ」と思いたいのである。そこでも必要なことは、復帰した後、今どうなのか、これからどうしていけばいいのかであって、過去における「不調の犯人（原因）捜し」は、ほとんど意味がない。

　また、三つめのパターンに通じるメンタルヘルス上の大きな問題に、復職後、再不調、再休職を繰り返す人をどう評価し、マネージメントしていくか、ということがある。

　それと関連して、最近時に問題が深刻化することであるが「主治医」と「産業医」の意見の不一致、もっといえば当事者本人の処遇をめぐる「対立」ということがある。

「産業医」というのは、簡単に言うと法律上「就労することで労働者が病気やけがにあったりしないように、職場と労働者双方に対して、必要な指導、管理を『双方に中立的な立場で行う』ことを職務としている。

就労する上でメンタルヘルスの問題が多発する以前は産業医の多くは、内科の開業医などが講習を受け、資格を取って非常勤としてやっていることが多かった。身体的な疾患の予防や健康増進においてはそれでも良かったのかもしれないが、現代では長期にわたる休職者のほとんどはメンタル不調者であり、メンタルの疾患に関する知識や経験がある者でなくては産業医を続けることは現実的に難しい。

このような経緯から非常勤で産業医を続ける内科系の医師は減っている。一方で、「プロの産業医」ともいうべき、卒後から産業医学に特化した訓練を積んだ専門の産業医（逆にこのような人たちは自分たち自身の治療経験はあまりない）が増えている。

このような人たちはメンタルヘルス、メンタル不調者についての理解は深い（そうでないとやっていけないから）。また専門の産業医ーある程度以上の規模の事業所では専任の産業医の配置が義務づけられているーも、内科系出身でなく、精神科医から転身した者も増えつつある。

このような状況になったのは、メンタル不調に陥った人が、復職と再不調、再休職を繰り返すケースが増えてきたことと無関係ではない。

以前は「産業医はメンタルのことは解らない、専門の精神科主治医が『復職ＯＫ』と言ったから復職、また調子悪くなったら主治医が『休職』と言ったらまた休職」を繰り返し、「また復職して、すぐ休職？精神科の診断は信用ならないよ」となるパターンがかなり多かった。

これはそれなりに理由のあることなのだが、このような状況で（プロの）産業医は「主治医の言うとおりにしていたらダメかもしれない」あるいは「自分が信用している精神科医はいいけど、そうでないところは気をつけないとダメだ」「復職の可否や、復職後の評価は独自にしなくてはいけない」と思っている。

私はとても大きい企業で「プロの産業医」の手伝いを、週1回精神科医の立場からしていたので、このような空気は産業医からも、健康管理室の保健師などのスタッフからも、企業の人事担当者などからも「ひしひし」と感じた。それらの懸念や疑問の中には精神科医からみると明らかに的外れなものもあったが、多くはかれらの立場から見れば切実なことなのだろうと思えるものであった。

またメンタル不調によって長期に休養した人たちの心理状態に関しても、主治医としても、産業医の立場からもみてきたし、職場や、当事者の家族達の心配や疑問にも多く接してきた。

当事者の中には、このようなプロの産業医に対して過剰な「敵愾心」を持つ人もいる。「産業医は会社に雇われているのだから、会社に有利な判断をするだろう」というわけである。心情的には分からなくもないが、復職した後円滑に就労するためには産業医とも良好なコミュニケーションを築いていた方が有利なことは自明であろう。

休養していた人が回復し、主治医が「就労可能である」という旨の診断書を提出すると、多くの会社では産業医が復職可能であるか否かの面談を行うことが多い。前述のように以前は主治医が「可能」といえば、産業医もそれを追認することがほとんどだったが、最近は主治医がOKといっても、産業医がNO、というケースが増えてきた。

産業医が就労という視点から状態を評価して「もう少しここを改善しましょう」とか「この点に留意して生活してください」と助言、指導することも珍しくはない。

先に「就労は治療のためにするものではない。他の人と同じように、評価されるものだ」と述べたが、復職時には条件がある。それは厚生労働省も謳っていることなのだが「休職していた時と、全く健康で通常に就労できる、ということとの間にはギャップがあるから、そのギャップをいきなり克服するよう求めるのではなく、段階的に負荷をかけたり、慣らしたりしながら、徐々にギャップを埋めるようにして、円滑な復職が達成されるよう会社側は配慮するように」ということである。

具体的には復職した当初から半年くらいの間は残業しないとか、出張しないとか、業務の内容に関しても慣れるまではあまりに過大な精神的負担を感じるような業務は避けるとか、ということである。

また、さらに配慮することとしては働き始める際に、いきなり「定時就労」から始めるのではなく、定時が9：00から17：30までであった場合、始めの1週間は9：00〜12：00までの勤務にしてみる、次の週は15：00までにしてみる、とか、1週間のうち始めは月、水、金のみ出社するとかというようなやり方である。

このような慣らしの、助走の期間―会社によってそれらの期間は「経過観察」だとか「リハビリ出勤」「トライアル出勤」「ソフトランディング」などと呼ばれている―を正式に復職した後に行う会社もあれば、休職期間中に行う会社もある。

私は復職の可否や業務内容について、主治医と産業医の意見が一致しないこと自体は悪いことではないと思っている。むしろ立場が違う医師から様々な意見が出ることは当然と思える。

ただ、私が時々理解に苦しむのは、主治医が復職可能と判断したケースに関して、産業医がそれを認めず、結果的にもう少し休養した中で復職を目指す、といった場合に、その追加の休養分の診断書を主治医に書くよう要求してくる産業医がたまにいることである。

もちろん産業医の中には「先生の判断を超えて、私の方でもう少し休養するよう指示しましたので、この部分に関しては私自身が診断書を書きます」と言ってくる産業医もいるが、自分の判断で休職を延長したのであれば、必要なら自分で診断書を書くのは当然であろう。

また、このように復職に際して慎重であることはある意味会社や職場にとってのみならず、復帰しようとする本人にとってもいいことだと思われるが、事前に復帰して大丈夫かどうかということに関して、慎重すぎることも問題だと感じることも少なくない。

復帰する前の人に心理テストを課したり、休養期間の中で出社して80%とか、90%以上休みや遅刻がなかったかなどをチェックするようなことをしている会社は結構あるが、前述のように仕事をするということは治療のためにやっているのではないから、仕事を継続的に行えるかどうか負荷をかけて「テストしてみる」ということは間違いではない。

しかしこのように「石橋を叩いて渡る」というようなやり方は、コミュニケーションの本質から考えて、「何故そうするのか」ということを会社、産業医の側が本人に伝えるようにしないと、本当に復帰のためにやっているのか、復帰させないためにやっているのか、解らないと当事者が感じることもしばしばあるようである。正直、私が主治医の立場から話を聞いていても、安全を期して石橋を叩いているのか、壊れるまで石橋を叩こうとしているのか解らない会社も、たまにある。

以下に私が主治医の、また産業医を補佐する、両方の立場からみた典型的なケースについて例示して説明しよう。メンタルヘルスのサポートについて「入口」と「出口」において、どんなことが重要になるのか、検討してみたい。

なお以下のケースは実在のものではなく、複数の実在するケースから、特徴を抜粋して再構成した架空の症例である。

ケース　A

職場のハラスメント的負担からメンタル不調に陥ったケース

42歳　男性　流通系会社社員

大学卒業後、多業種でグループの従業員数1万人の企業体で流通販売系会社に就職。就職以来、20年以上製造者から販売店で売るための商品を仕入れる部門で働いていた。

その会社の中でも専門性が高く、同じ会社の他部門の社員と連携するというよりは、仕入れをする自社を代表して、取引先の製造業者との関係を重要視する傾向が強かった。そのため社内で別の部門や業種に異動するということがほとんどなかった。

42歳時会社の中で異動があり、業務は同じだが、販売する店舗が変わった。Aの部署には直属の上司がひとりいるが、二人で業務を行い、その上には部門長がいるだけだった。

Aは上司と今まで通り、他の店舗でやってきたように上司と相談して、製造業者から店舗で販売するために商品を購入していたが、部門長が「何故この商品に決めたのか」「そちらの商品ではなく、それをキャンセルして、こちらの商品にしろ」「(前回指示していたことに反して)

やっぱり止めてこうしろ」と、Aの上司に対して一貫しない、内容が変わる指示を次々と出し、言う通りにしないとAの上司を厳しく叱責する状態となった。

Aと上司は、部門長が何故そのような指示をするのか、何故意見が変わったのかが、解らないため部門長に理由を聞いてみようとしたり、あるいは自分たちで決める前に部門長にお伺いを立ててみたりしたというが、そのように聞いてみても部門長は「お前たちはどう考えているのか」というだけで、自分自身の意見は言わないということであった。しかしAと上司は相手先との関係があるので、購入して店舗に出す商品を決めないわけにはいかず、決めると部門長が上記のような干渉をしてきたという。

このためAの上司は異動があってから1ヶ月足らずで理由は明確には解らなかったが「体調が悪くなった」ということで退職してしまった。

結果Aに対する精神的負担は強くなり、夜寝ても夜中に頻繁に目が覚めて、その際「明日の仕事はどうしよう」と考え眠れなくなり、仕事中頭痛、吐き気などが出現するようになった。

会社の産業医に相談したところ、勧められて筆者の医療機関を受診した。産業医からの診療情報提供書（紹介状）も持参していた。

筆者は休養の上加療することが必要である旨の診断書と、Ａの語った病歴がある程度事実だとすると問題の本質はＡの側ではなく、部門長のマネージメントのやりかたにあり、他の人がＡと同じ立場に立たされてもやはり同じように不調になるだろうという趣旨の返事を産業医に書いた。

休養して1ヶ月ほどすると、Ａは睡眠も取れるようになり、休んでいる中では日常生活は普通に送れるようになった。Ａは早く仕事に復帰したいと意欲を示していたが、休む前にＡが感じていた精神的負担が解決されているのかどうかははっきりとは解らなかった。

ただ、Ａの直属の上司は退職しており、Ａも休んでいたことから、会社としてはすぐにＡの業務に他の者を充てており、その者は立場的にＡの上司に当たる役職であった。

実際に復職してみると部門長とＡとの間に立ったその社員は対人スキルの高い人であったらしく、部門長からの要求が直接Ａに求められることがなく、時にはその社員が部門長に意見をして、現場の実情に合わない場合には反対したりしているようであった。

そのような体制になって以降、Ａは直接部門長とやり取りする場面はほとんどなくなり、復職後のAの精神的負担は少なくなり就労を継続することが出来た。

ケース　B

患者本人の認識不足から問題を悪化させたケース

45歳　女性　化学メーカー社員

大学卒業後、社員数3万人の洗剤、化粧品などを製造する化学メーカーに就職したBは、30代中頃までに営業系の部署で実績を示し、会社内での評価は上がり、管理職の立場となった。しかし40歳前後の頃から不眠、抑うつ症状などで発症し、41歳の頃近医精神科を受診、うつ病の診断で4ヶ月休職、通院加療し、復職して就労していたが、知人の紹介で43歳時筆者の医療機関を受診した。

受診した時点では復職してから8ヶ月就労を続けていた。筆者は以前の医師と同じ処方を継続し、月に1〜2回診療していたが、5ヶ月ほどして意欲の低下、不眠が悪化し、朝出社することが難しくなってきた。筆者からみると特に仕事量や内容で負担が増したとか、自分や周囲の人が異動して、対人関係が変わったということもないようであったが、「部下が自分の意図した方向で仕事を進めないので自分にしわ寄せが来る」とよく述べていた。

診断書を提出し休養して外来治療を続けていたが、その後休職してから1ヵ月半もするとBは「休んでいても退屈なので、早く働きたい」と述べるようになった。筆者は働くのであれば事前に会社の人や産業医と相談してどのように働くか相談するように伝えた。

会社は何回か復職しては、1年前後で調子の悪くなるBに対して慎重な姿勢を見せており、産業医も主治医である筆者に対して、何度か休職をしたBの復職に際しては本人や主治医とよく相談して話しを進めたいと書面や電話で申し出ていた。

筆者もそれに応え「就労するのは決してBの治療のためにするのではないから、病気とは別に会社が評価し、必要だというところにBを配置し、職務を遂行できているかどうか、基本的には他の社員と全く同じように評価することがBのためにもなる」と伝えた。当然Bにも同じことを伝えていた。

会社の人事は管理職の職責は今のBにとっては負担が大きすぎるだろうと判断し、管理職でない勤務体系での就労を提案した。しかしBは「自分のことを過小評価して馬鹿にしている」とまた憤慨し、今までどおり管理職での復職を望み、協議は難航した。

また就労可能であるという筆者の診断書を受けて、産業医は面談を行ったが。その後筆者の診察でBは「産業医は会社の回し者だ」「自分の復職を邪魔しようとしている」とまた怒っていた。

会社が求めるポストや職務になかなか応じないBと会社の関係は険悪になった。しかし一方でBは「病気のために就労できない」という状態ではなかったため、いわば宙ぶらりんな状態で欠勤している形となり、最終的にはお互いに妥協できる職務で復帰を果たした。

会社の人事担当者や産業医の評価では、Bは自分自身の仕事は的確にするものの、部下をマネージメントすることに関しては、自分の意見を押しつける傾向があり評価は低いようであり、B自身の自己評価とのギャップは大きいものがあった。

ケース　C

休職と復職を繰り返す中で自信を失いがちになったケース

３８歳　男性　製造業

大学卒業後、１００人程度の従業員がいる工作機械製造の会社に総合職として入ったCは、入社当時より将来を嘱望され、顧客への営業職的な対応と、機械を操作する現場の仕事の両方を任されていた。

３７歳の秋頃から顧客への対応が忙しくなり、機械を操作する時間がなかなか取れなくなったが、その機械に詳しい社員はCしかおらず、Cは残業することが増えた。結果就寝時間が遅くなり「早く寝なくてはいけない」と思う程寝つきが悪くなり、日中も集中力の低下、抑うつ気分、食欲不振などの症状も出現悪化したため、筆者の医療機関を受診した。

Cは「機械の操作は慣れれば自分でなくても出来ると思うが、頼める人がいない。お客さんの対応は上司に頼むことは出来るが、うまくコミュニケーションが取れない上司に頼むことを考えると気が重く、結局自分でやってしまう」と述べた。

筆者はあまり調子が悪いようであれば、一旦休養して精神的な負担から離れ、良くなったところでまた上司と仕事のやり方を相談してやる方がいいのではないかと伝えたが、Cは自分が休むことにも強い抵抗があるようであった。

筆者は安定剤を少量処方し、睡眠や食欲不振は改善されたが、仕事の精神的負担は変わりなかった。Cは我慢して仕事を同じようにしていたが、上司とよく相談するように勧める筆者の意を受けて、仕事が一段落する時点で1ヶ月休養することになった。

休養して気分も改善し、睡眠や食事も普通に出来るようになったが、するとすぐにCは「いつまでも休んでいると復帰する時に不安がより大きくなるのではないか」と休んでいることに焦りを見せ始めた。

当初診断書に記載した通り1ヶ月の期間が経つとCは復職を強く希望し、会社に復職した。Cは自身の不調について、直属の上司が自分の仕事上の悩みについてあまり相談に乗ってくれないことが関係していると感じていた。休職する前に仕事が終わらず、働く時間が長くなってしまうことを上司に相談しても「どうしてあげたらいいか解らない。医者に相談して」等言われ、ますます相談しづらくなったという。

そんな状況の中で仕事はある程度他の人にも振り分けてもらい働く時間は短くなった。しかし前述の上司との人間関係でCは「相談しにくい」と感じていた。上司より上の立場の管理職とも話す機会があったが「上司の態度は変わらないだろう」と言われた。

復帰して1ヶ月程するとCは「休んでいるよりはまだ働いている方が気が紛れるが、仕事柄上司と全く接触しないわけにもいかないので、そういう時は吐き気がひどくなる」と述べるようになった。

復帰から2ヶ月程したところで会社の上層部との面談があり、あまり今の上司との人間関係が負担であるなら、異動するか、また一旦休養してから復帰した後異動するかしてはどうかと勧められた。Cはそう勧められたので仕事が一段落した3ヶ月目に再度休養し、その後復職後別の部署で就労するということになった。

休養中は家事をしたり、趣味のことをしたりして気分も体調も改善した。2ヶ月後に元の部署に復帰したが、そちらでは人員を増やしたり、新入社員も新たに入って来たりしていて、C自身の仕事の負担はかなり減った。Cは程なくして他の部署へ異動することが決まってはいたが、負担が減るとそれはまたCにとっては必要とされていないように感じられて心配になるということであった。

復職から1ヶ月後、Cは今までと違う部署に異動し、定時で働くようになった。慣れない業務で緊張することはあったが、定時で終わることもあり、当初は普通に就労できていた。しかし1ヶ月程すると、新しい部署の業務内容によって「慣れないな」と感じると吐き気がしたり、この部署も自分に向いていないのではないかと考えて悩んだりするようになった。

新しい部署の上司に「やはり以前の部署の方が良かったのではないか」と相談したりもしたが、上司によると、また以前の部署にすぐ異動することは難しいとのことであった。

Cはそのような状況の中で、就労を続けていたが復職から5ヶ月程経った頃、定期的な会社の面談があった。そこでCも会社側も「やはり以前の部署の方が良かったのではないか」という認識になり、社内の人事上の都合もあって、また以前の部署で働いてみようということになった。

以前の上司は変わっていないが、部内で人員も増えているし大丈夫ではないかということになって、以前の部署で慣れている業務をすることに決まったという。

異動すると異動すると、しばらくは調子が良かったが、Cは「することがあるといいが、仕事が暇になり、することがないと不安になる」と述べていた。

復職して7ヶ月くらい経った頃から、Cは朝出社しようとすると吐き気がしてしまう状態となった。仕事でうまくいかないことがあると、それを取り戻すために、やり直そうとするがうまく出来ない。周囲はCのせいではないと言ってくれるが、そう思えないという。

その後朝出社時間に間に合わず遅刻して行ったり、夜中目が覚めるような状態となり、上司に相談すると「早く休んだ方がいいんじゃないか」と言われた。

このような状況の中でCは引き継ぎを終えた後復職から約1年後に3度目の休職をすることとなった。

休んだ後は次第に体調も改善し、会社から勧められたリワークプログラムを行うため、リワークに特化した医療機関へ転院となった。

それぞれのケースの考察

A、B、Cのケースをみると、仕事上の負担がかかった時、それをどう受け止めるか、というところでそれぞれ個人の性格―その人が生きてきた中で作り上げてきた物事の受け止め方や対処する行動のパターン―が大きく関係してくることがお分かりになると思う。

Aの場合はよく言えばまじめで誠実、悪く言えば融通が利かず、不測の事態に臨機応変に対応することが苦手であり、Bは内発的なモチベーションは高いと思われるが、他者への配慮に欠け、協調性がない、Cは他者配慮や協調性が強いが、自分自身の意思や判断に自信が持てない傾向が強い、ということになる。

このような元々ある個人の傾向、性格はそれ自体がいいとか悪いとか、というものではない。ただ人をマネージメントする立場の者は、同じような職務が求められた場合でも、個人ごとの特性によって、受け止め方が変わり、困難に感じる内容も変わるということを念頭に置いていなくてはならない。

それは事前にメンバーの性格を把握せよ、ということではない。むしろそれをあらかじめ詮索することは良好な人間関係の確立にはマイナスだろう。そうではなくて仕事を進める対話の中で、メンバーの考えや悩みを共有することが必要なのである。

マネージャーも一人の人間であるから、マネージャー自身もこのような個人の特性を帯びている。大事なことはマネージャーが感じる問題や困難さを他の人も同じように感じていると、自分を基準に判断してはいけない、ということである。

相性が合う、気が合わない、というような基準で仕事上の対人関係を考えてはいけない。個人的に仲良くなる事が目的ではなく、職務の達成が阻まれないような良好な人間関係を維持することが重要である。

例えば、何かを販売する仕事の場合、顧客のことを「この人なんか嫌いだな、自分と価値観が合わないな」と思ったとしても、普通は「あなたのこと嫌いだから売りません」とは言わないだろう。

「自分とは価値観は違うけど、その人が求めているものはこういうところかもしれない」と顧客の求める価値観に寄り添った解決を提示することが、その職務を果たすことになる。

マネージャーの場合も、メンバーに対して、このように「顧客に対する態度」のように接しなくてはいけない。自分の価値観を押し付けるのではなく、「顧客にインタビューする」ようにメンバーの価値観、希望、悩みを理解し、それに対して意見を述べることが、仕事上の良好な関係を維持することになる。

ケースAの場合、強みは長い間同じ業務に関わり社外の取引先と良好な関係を築ける、ということであったが、一方、社内の他部署とのコミュニケーションは密ではなく、また部内の上司や同僚とのコミュニケーションも円滑とは言いがたかった。

A自身が部門長の無理な要求に対して、自分の意見をうまく伝えることが出来ず、負担を自分の中に抱え込んでしまって、メンタル不調となった。

休養をはさんで、会社が配置した新しい上司が部門長とうまく交渉できたために、休養前に感じていたAの負担は軽減されたが、今後はA自身がこのようなコミュニケーション能力を身につけ、様々な状況に対応できるようになることが必要と思われた。

ケースBは自身の訴える症状は抑うつ症状であったが、自責的、内省的ではなく、どこか自分の主張を周囲が解ってくれないということに腹を立てているような態度が目立った。会社の人事担当や産業医、あるいは一緒に仕事をしているメンバーや、時には主治医に対しても自分の価値を解ってくれないのではないかという不安から、懐疑的な、あるいは尊大な態度を取り、関係をさらに悪くしてしまう傾向があった。

メンバーとして有能であったBは、自身がマネージャーとなっても当然周囲から評価されるものと信じていたようだが、他のメンバーが感じる困難さや特性を理解する姿勢に欠け、マネージャーとして必要なスキルに欠けていた。

実はこのようなタイプのメンタル不調はかなり多い。日本の組織の多くはこのようにメンバーとして実績を残し、キャリアが上がっていくとマネージャー的な立場での仕事を求められることが多い。そこで求められる能力はメンバーとして自分が示していた能力とは全く別のものである。[(1)]ドラッガーが指摘するようにマネージメントとは「人をして、その能力を発揮させること」であり、自分の能力を誇示することではない。日本の組織は、立場がマネージャーとなってから初めてこのような能力を求め、研鑽させるところが少なくない。

ケースCは逆に、自分自身に対する自信のなさから、他者の意向や意見を気にしすぎる傾向があり、何がその時適切なのか、自分自身の判断を信じられなくなることが問題のようであった。他者に配慮し、意見を聞くことはもちろん良いことであるが、その意見に対して独自の判断や意見がなければ、その人が仕事に介入する意味はほとんどなくなってしまう。初めに述べた様に、現在の労働のほとんど全ては「頭脳労働」であり、その判断や意見は通常「これが必ず正しい」という正解がない中で決めなくてはいけない。

そのような時に、いくら他の人に配慮しても、その人の知的な判断、決断がなければ「その人がやらなくてもいい」ということになってしまう。

Cの不安は根源的にはこのようなレベルから発するものであり、表面的に部署や職務が変わったとしても解決することは難しかった。

以上のようにそれぞれのケースが抱えた問題は、それだけが理由であったとは断定できないが、いずれの場合も自分自身がその組織の中で求められている役割を、組織の中の他者とのコミュニケーションを通じて正しく把握し、また仕事を進める中でも他者との対話の中でその都度仕事の方向性を共有する、ということがうまくいかなかった結果と思われた。

何度もいうように、現代の仕事というものが「専門化した仕事を分担して行い、最終的に組織で統合する頭脳労働」である以上上記のような性質は免れないのである。

メンタル不調の「入口」と「出口」でどう対応するべきか

メンタル不調に陥った当事者と周囲の者は、復職する際や、その後業務を円滑に継続する過程で、どのように価値観や評価を共有し、将来の目標を立てればいいだろうか。

その際に最も重要な要素は、繰り返し述べてきたように相互の「コミュニケーション」である。そしてそのコミュニケーションで最も重要なことは「相手がどう思っているか」ということを知ろうとする前に「自分が本当にはどう思っているか」ということをいかに伝えるか、ということである。

ドラッガーは「マネージメントにとって最も重要なものは『真摯さ』である」と述べたが、メンタルヘルスにおけるコミュニケーションの重要さを考える時、その真摯さとは、相手に自分の意見を飲み込ませることではなく、自分自身が仕事のこと、相手の評価などをどう思っているか率直に伝えること、それこそが真摯さであると思う。

「あなたに求めている職務はこれだ」とか、「この仕事はこの部分は達成できていない、ここが問題だ」とか、「この業務は期待以上に出来ている」とか自分の立場からの評価を伝えることに関して、相手がメンタルに調子が悪かった人だということから過度に配慮、遠慮して自分の考えを伝えなかったり、本心と違う考えを伝えたりすることは「真摯な態度」とは言えず、相手にも、会社にも、自分にも結局はいい結果をもたらすことにはならない。

職場で一緒に働いている者が、特に医学的知識が詳しくない自分から見ても明らかに「調子が悪そうだ」と感じた時は、そのように伝えることが真摯さであろうし、「調子が悪い」と相談を受けた時には、医学的な立場からではなく、同僚として感じることを伝えればいい。

そのような時大事なことは医学的知識ではなくて、その人自身の感じる感想や意見を率直に伝えるという態度であり、そこから良好なコミュニケーションは生まれる。

メンタル不調に陥ったメンバーが療養の結果良くなり、復職する際にも同様な姿勢が求められる。再三指摘しているように「この人はメンタルに調子が悪かった人だから」という配慮から仕事を進める上で感じた問題点や課題を伝えないことは、仕事を遂行するチームとしては「真摯さ」に欠けることになる。

周囲からの評価がなければメンタル不調から回復した人でなくても、自分自身の仕事がそれで良かったのか、良くなかったのは解らない。組織的な頭脳労働である現代の仕事は特にそうである。同じ仕事を進めている同僚や上司でなければ解らない評価や問題点を伝えなければ、久々に仕事に復帰して慣れていないことに加えて、他のメンバーとコミュニケーションが取れないことで復帰した人はさらに不安が強くなる。

会社、組織でつながった対人関係は「家族」や「友人」「恋人」などプライベートの関係ではないのだから、会社での人間関係を良くするために「家族や友達のようにコミュニケーションをとろうとする」というような考えはお門違いもはなはだしい。

会社、組織が全体としてどのような理念、目標を持ち、そのために具体的にどのような価値を創出するか、そのために今自分たちが行っている仕事をどのように円滑に進めたらいいのか、という点において相互に本当に思い、感じ、考えていることを伝え合うことに関して「真摯」であることが求められるのである。

その一点においては、その人の個人的な病気や悩み、問題がどのようなものであるかは仕事の本質とは何の関係もないことである。身体疾患であれメンタル不調であれ、そのために健康な時と同じように業務が出来ないのであれば、調子が悪くなった当事者も、管理する者や会社も、その業務の外でお互いの責任において、健康な状態を取り戻すことをまず目標にしなくてはならないが、復職し就労する状態となったならば、上記のような真摯さを持って業務に当たらなくてはならないことは自明であろう。

参考文献

（1）Peter F. Drucker（原著）、上田惇生（翻訳）：マネジメント〔エッセンシャル版〕—基本と原則・ダイヤモンド社・東京・2001

おわりに

おわりに

「メンタルヘルス」の本質

「メンタル不調」ということが労働者の健康問題のメインストリームとなり、特に長期休業者の半数以上を常に占めているような状況となったのは様々な要因があるが、根本的にははじめに述べたように、現代の労働というものが、本質的に頭脳労働であり、かつ組織的に専門化した分業の形になっていることが大きい。

専門化、細分化した仕事を最終的に統合するために、今まで以上に組織の中でのコミュニケーションが重要となり、そこがうまく機能しなければ最終的な成果には結びつかなくなった。

現代の労働が一面ではこのように前世紀の労働と比較して革命的なイノベーションを起こ

し、他方では一人の労働者にかかる精神的負担を重大なものとしてきた。

私が小学生くらいの頃だったと思うが、親が運営している事業所に初めて「コピー機」というものが導入されたことがあった。今と違ってうっすら紫がかった紙に、元の原稿と全く同じ文章が何枚も出てくるのを見た時にはびっくりした。それ以前には多くの人に資料を配布するとなると「ガリ版刷り」という、蝋を薄く敷き詰めた紙を使い、鉄製の筆記用具で物理的に蝋を剥いでそこにインクを通すという方法で印刷していた。そのもっと前は手書きで1枚づつ写していたのだろうか。

コピーどころか、コンピュータやIT技術の加速度的な進歩によって、一つの資料を多人数に1度に配布する、というような作業は、半日、1日がかりでやっていたものが、ごく短時間で出来るようになり、最近では紙さえ使わないペーパーレスも主流になり、やりとりされる資料の情報量も以前と比べれば桁違いに増えている。

このようなイノベーションが現代の労働にとって、労働者にとって助けになることは間違いないが、その一方では新たな負担も同時に創出する。現在のコピー機を使って資料を100枚コピーすることは半日がかりでするような仕事ではなく、また知的生産性の高い仕事でもない。

もっと早く終わらせて他の生産性の高い業務をしなくてはならない。

同じ業種の他社に勝つ、ということは最も上位の目標ではないと思うが、自由な競争の中で自社独自の価値を創出する、ということになると、常にさらなる生産性の向上やさらなるイノベーション、新たな価値の提供というような目標は基本的には果てしなく続く、ということになる。

このような状況の中で組織の社員一人一人が、今自分がやっている業務の意味や価値を解り、モチベーションを維持し続けるためには、その組織の中でコミュニケーションによって共に働く同僚や上司、先輩や後輩から、価値観の押し付けでなく、むしろいろいろな価値観や視点を疑い、意見を交換することを受容されていると思える職場環境が必要である。

先に述べたように、労働する中で、その労働ゆえに働く者が病気になったり、怪我をしたり、ということになれば、それはよほどのことがない限り会社組織、管理している側の責任とされる。

であるから組織はその責任を問われないための防衛として、あるいは「安全配慮義務を果たしているのだ」という「言い訳」として、メンタルヘルス活動を推進してやっているのだ─それはその組織本来の業務ではない、余計なことを仕方なくしているのだという意識を伴う―というような場合もあるのだろう。

最近問題になった「障害者を一定の規模で採用しなくてはいけない」というルールも「本来は生産性が上がることが期待できないが、法律として国家から押しつけられているから無駄なことを仕方なくやっているのだ」という発想もあったのだろう。（だからこそ制定した国家自身がそれを遵守していなかった）。

このような「ネガティブ」な、後ろ向きの、「言い訳の」メンタルヘルスはどのようにして乗り越えられていくのだろう。

ある意味それは理想論に過ぎるのかもしれないが、結局は働く人それぞれが、「自由な契約」として請け負っている自分自身の労働に対して、内発的、外発的な価値を実感し、その組織全体が目指している価値の創造に、自分自身の意義を感じ、自らの選択としてその仕事を選び続けるしかない。

「昨日までそれでよかったのだから、明日も同じだ」と、一旦思考停止してしまえば、それは表面的には同じでも、内実はモチベーションを失った、報酬のために仕方なく行う苦痛な作業となってしまう。一方で「自分が昨日までやってきたことは本当にそれで良かったのだろうか」と自分に問い続けるのなら、あるいは組織の中で問いかければ、悩んだり、苦しんだり、他の人からは煙たがられたりするかもしれないが、日々新たな創造を生み出すことに意味を見いだし続けられるかもしれない。

「組織」は「生きて」いる―恒常性の維持：変わり続けることで変わらない―

最後に、この本のはじめにした問いに戻り、考えてみよう。人は何故働くのか。人は「働くために」生きているのではないし、働いていないからといって、生きている意味がないわけでもない。

では生きている意味とは何か。何のために人は生きるのか。

生物学的には生命現象の本質は二つのReproduction―再生産―をするためにある、と分子生物学者の福岡伸一[1]は指摘する。すなわち自分自身（の細胞）を再生産し、昨日の自分と明日の自分が同じ状態にあることを保とうとする(恒常性の維持)。また自分自身のコピー(子ども、子孫)を再生産する。そのことによって「種」を保存する。

人間以外の生命は、そのこと以外に生きることの意味を求めることはなく、自分自身の再生産がいつか終わる(つまり死ぬ)時、それをただ受け入れる。受け入れるというか、死ぬという概念を持つのは人間だけであるから、何も考えぬまま、ある日テレビゲームのスイッチが切れるように、プツッと終わるのかもしれない。

しかし我々人間は考える。「自分は何のために生きているのだろう」「自分の人生に意味はあったのだろうか」と。そして人間は自分自身の再生産がいつか終わり、自分という個体は死によって消滅することを知っている。誰も死を免れることが出来ないことを知っている

知ってはいるが健康な時、人はその死がいつ来るか解らないということをもって「考えても仕方がない」と自分を納得させ、自分自身の死を遠ざける。そう指摘したのはハイデッガー(2)である。

それでも私は、人間にとって最も根源的な真実とは「いつか死ぬ」という前提で生きていることだと思う。意識からそれを遠ざけ安心して今日を生きることはある種の健康さであるが、

そしてまた死の直前までそれを自分の意識から遠ざけることを間違いだというつもりもないが、人間にとってのあらゆる悩みや問題は、このことを遠ざければ真の答えからも遠ざかる。つまり人が生きる意味、人が働く意味を真に求めるのなら、いつか自分自身の生命が終わる、という前提から考えなければならないと思う。

　私が日々みている、精神疾患や心理的な悩みを持つ人たちの中には「人間はどうせいつか死ぬのだから、今死んでもいいではないか。あるいはどうせいつか死ぬのだから一生懸命生きても、あるいは誠実に他者を思いやってもしょうがないではないか」という人はいる。この問いに正面から答えることは容易ではない。またこのように問う人に自分個人の意見を押しつけても治療的な解決にはならない。

　頭で、概念として死ぬことを考え、生きる意味を問う人間は、野獣のように淡々と生き、淡々と死んでいくことは出来ない。作家の池波正太郎[3]は「人間ほど矛盾に満ちたものはない。死なないために食べるのに、食べれば食べるほど、生きれば生きるほど、死に向かって進んで行く」と述べた。

　自分自身の恒常性を維持し、眠って、起きて、働くか学校に行くか、何もしないか、好きなことをするかして、食べて（栄養を取って、自己を再生産して）、代謝して、排泄して、また眠る。次の日も同じ、死ぬまでその繰り返しである。

美しい絵画に感動して涙を流しても、客観的にはキャンバスに描かれた造形や色をみて、涙が目から流れているという現象自体には意味はない。

手でボールを掴んではいけないというルールに従い、ラケットでボールをネットの向こう側の白い枠の中に打ち込むというゲームに勝ったからといっても、何万人もの人たちが電車に乗って、朝無事に事故もなく会社に9時に到着したからといっても、手ぶれ補正の付いたカメラのおかげで愛する飼い犬の表情が綺麗に撮れたからといっても、その現象自体には何の意味もないのである。

あるいはそのままでは死んでしまう重病の人が、手術を受けたことによって余命が5年延び、48歳で死ぬはずだった人が53歳まで生きたとしても、48年が53年になったということ、それ自体に意味はない。そこに意味を創造するのはその人自身である。

絵画に涙したり、テニスの試合に勝ったり、美しい思い出を写真に定着したり、乗客を無事に目的地に運んだり、そこに自分が生きていることの価値を「映し出す」ことができる人間だけが、この限りある自分自身の生命がいつか終わると知ってはいても、それまでの間自分自身の人生に意味を創造し、生き続けることが出来る。労働も同じである。

人がそこに「夢を見るから」価値が生まれる。先に述べたウィニコット[4]は、人間が完全に「現実的になる」ことが正常なのではなく、幾分かは現実検討を失い、子供のように空想的に遊べることこそが健康なのであるとした。夢を見ているその時空こそ「私たちが真に生きている場所」なのだと。夢を見るとは、自分自身の心から何かを創造することである。

はじめに述べたように、労働とは人間が自然に働きかけ生産的な変化を作り出すことである。生産的とは言っても、それは何かの物質が通時的な意味で永遠に存在することではない。あらゆる組織、会社、企業は、人間の個体と同じようにいつかこの世界から消えていく。しかし消えていくからといって無意味なのではない。

組織もある意味、生物と同じである。自分自身の身体―組織では構造であり、組織を構成しているメンバーであり、組織を維持するルールである―を日々新たに作り、入れ替えながら、新しい製品やサービスを生み出していく。

自分自身の存在を疑い、問いかけ、さらにいい状態を目指さなければ、組織はすぐに病気なり、崩壊する。今まで成功した手法にしがみつけば、新たな改革を起こすことが出来なくなる。常に「もっと良いもの」を志向し、今日の組織を乗り超え新たな組織を創らなくては、現状を維持することさえ出来ない。

苦しみを避けるのではなく、それを抱え、さらに良いものへと発展していくための「葛藤」を解決してスッキリするのではなく、その葛藤を抱え続けること、それ自体が人間存在の価値を創造する。

人間存在の最も本質的な前提—人はいつか死ぬことを運命づけられて存在している—を考えれば、人間が「夢を見る」ことが生きるために必要だというよりは、人間は夢を見るために生きているのだと言ってもいいだろう。夢を見ているその時空こそが、ウィニコットのいうように「私たちの生きる場所」なのである。

労働も、その人が真に生きた証としての意味を感じられる営みでなくては、その人を支えるものとはならないだろう。であるなら組織の中でメンバーの労働をなさしめ、その力を発揮させるリーダーやマネージャーは、メンバーや部下を自分自身の「顧客」であると考え、葛藤を抱えながら、かれらを支えることが求められるだろう。

真のメンタルヘルス活動というものがもしあるとするなら、それは必ず人と人との間で、その苦しみや喜びを共に支え、分かち合うものでなくてはならない。それはエーリッヒ・フロム(5)が「本当の愛とは、自分自身が誰かを愛した時に、自分が何かを失うのではなく、自分自身も何ものかを得てしまう、何かを受け取らずにはいられないものである」と述べたことと全く同じものである。

メンタルヘルス活動を行うことによってマネージャーや組織が何かを失うのではなく、マネージャー自身や組織が新たな意義や創造性を勝ち取るもの、そのような活動こそ、言い訳で行われるのではない、真のメンタルヘルス活動であるに違いない。

参考文献（1）福岡伸一：生物と無生物のあいだ（講談社現代新書）．講談社．東京．2007
（2）Martin Heidegger（原著），細谷貞雄（翻訳）：存在と時間〈上〉〈下〉（ちくま学芸文庫）．筑摩書房．1994

（3）池波正太郎：男の作法（新潮文庫），新潮社，東京，1984
（4）D.W.Winnicott（原著），橋本雅雄（翻訳）：遊ぶことと現実，岩崎学術出版社，東京．1979
（5）Erich Fromm（原著），鈴木晶（翻訳）：愛するということ新訳版，紀伊国屋書店，東京，1991

著者略歴

富澤　治（とみざわおさむ）

1987年佐賀医科大学卒業。同年東京医科大学精神医学教室入局。
1996年医学博士。
2000年東京医科大学講師。
2004年とみさわクリニック開設。
日本芸術療法学会理事。
著書に「Arts　Medicine」（MMB　Music）、
「芸術療法２実践編」（岩崎学術出版社）、
「精神科ポケット辞典」（弘文堂）、
「治るうつ病」と「治らないうつ病」（M.C.MUSE）、
「裏切りの身体－「摂食障害」という出口－」（M.C.MUSE）など。

葛藤する能力 －「言い訳のメンタルヘルス」を超えて－

2020年 11月 16日　初版第1刷発行

著者　富澤　治
発行者　大参正行
発行所　有限会社エム・シー・ミューズ
〒113-0033
東京都文京区本郷2-17-13
TEL:03-3812-0383
印刷・製本　株式会社双文社
装丁　宮下純之

ISBN978-4-904110-23-2